JN275239

臨床力up!
Refresher Course **2**

脊椎装具に強くなる!
Basics & Tips

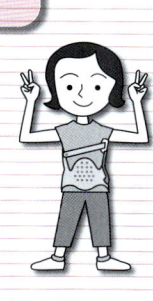

編集

米延 策雄
独立行政法人国立病院機構 大阪南医療センター 院長

菊地 臣一
公立学校法人 福島県立医科大学 理事長兼学長

三輪書店

執筆者一覧 （執筆順）

江原 義弘	新潟医療福祉大学 教育担当副学長／医療技術学部長・教授
東 永廉	東海大学医学部付属八王子病院外科学系整形外科 准教授
鷲見 正敏	労働者健康福祉機構 神戸労災病院 副院長／整形外科部長
山室 健一	新上三川病院整形外科 部長／自治医科大学整形外科 助教
星地 亜都司	自治医科大学整形外科 准教授
星野 雄一	自治医科大学整形外科 教授
榊間 春利	鹿児島大学医学部保健学科理学療法学専攻基礎理学療法学講座 准教授
井尻 幸成	鹿児島大学大学院運動機能修復学講座整形外科学 准教授
武富 栄二	鹿児島赤十字病院 副院長／整形外科部長
小宮 節郎	鹿児島大学大学院運動機能修復学講座整形外科学 教授
松田 剛正	鹿児島赤十字病院 院長
橋爪 洋	和歌山県立医科大学整形外科学教室 講師
吉田 宗人	和歌山県立医科大学整形外科学教室 教授
黒木 浩史	宮崎大学医学部整形外科学 講師
田島 直也	宮崎大学 名誉教授／野崎東病院 名誉院長
藤原 憲太	大阪医科大学整形外科学教室 助教
小坂 理也	市立枚方市民病院整形外科 主任部長
金 明博	大阪医科大学整形外科学教室 講師
瀬本 喜啓	今津病院 院長／小児・側弯センター長
木下 光雄	大阪医科大学整形外科学教室 名誉教授
長谷川 和宏	新潟脊椎外科センター センター長
長谷川 雅一	杏林大学医学部整形外科学教室 助教
市村 正一	杏林大学医学部整形外科学教室 教授
里見 和彦	久我山病院 院長／杏林大学医学部整形外科学教室 客員教授
佐藤 貴一	労働者健康福祉機構 和歌山労災病院リハビリテーション科 主任理学療法士
白土 修	福島県立医科大学会津医療センター準備室（整形外科）教授／福島県立会津総合病院 院長補佐
土田 敏典	土田整形外科クリニック 院長
川原 範夫	金沢医科大学整形外科 教授
牧野 孝洋	国立病院機構 大阪南医療センター整形外科
海渡 貴司	国立病院機構 大阪南医療センター整形外科
米延 策雄	国立病院機構 大阪南医療センター 院長
金森 昌彦	富山大学大学院医学薬学研究部（医学）人間科学（1）講座 教授
本田 淳	平塚共済病院整形外科 医長
齋藤 知行	横浜市立大学整形外科 教授
帖佐 悦男	宮崎大学医学部 整形外科学教授／附属病院リハビリテーション部部長
西良 浩一	帝京大学医学部附属溝口病院整形外科 准教授
長尾 卯乃	がん・感染症センター都立駒込病院リハビリテーション科
田中 清和	JR東京総合病院リハビリテーション科 部長

編集にあたって

　装具は，脊椎脊髄疾患の治療手段として最も古いものといえる．また，強固な固定性を有する脊椎インプラントが開発される前，つまり比較的最近まで，ギプスや装具を用いた外固定や変形矯正は外科治療の重要な一部であった．そして，今日においても，外科治療の後療法として，また保存治療の一つとして，脊椎装具は欠かせない．しかし，装具療法に関しては混乱がある．いくつかの理由が考えられるが，大きな理由の一つは処方医の知識不足である．日本において比較的広く使われている装具について，最低限の知識を処方医が共有することが脊椎脊髄疾患の診療にとって重要と考え，この書籍を編集した．

　装具の歴史を遡れば，古代ペルシャや紀元前20世紀頃のギリシャ，さらには紀元前24世紀頃のエジプトにまで至るとされる．装具の仕組みは身体の形や動きを物理的な手段で整え，補い，あるいは治そうとするものであり，原理と手段や材料から考えてみると，それが古代にあったとしても驚くほどのものではない．むしろ，その使用の目的に差違があったのかもしれない．つまり，製作や装着に手間のかかる装具という代物が，外傷患者は別かもしれないが，古代において病者や弱者に与えられるはずもなく，むしろ権力者やその縁者がその姿形をさらに高めるために使ったことは想像に難くない．現に，コルセットは中世ヨーロッパにおいて，上流階級の男性，女性共に用いられたようであるが，その目的は整容にあった．

　16世紀に入って，ヨーロッパにおいて，医療（脊柱変形矯正）目的での装具使用が記録されている．その後，側弯症の治療には，外科治療が開発されるまで，唯一の治療法として装具療法が行われてきた．さらに，18世紀に始まる産業革命により都市化が進み，人口集積に伴う感染症，特に結核感染症の蔓延の一部として脊椎カリエスが多発し，これの治療法の一つとしてTaylorは胸腰仙椎装具を開発し報告している．また，頸椎装具はHippocratesの時代まで遡ることができる．しか

し,その発展は20世紀前半からとなる.一つには自動車の発明に象徴される高速移動社会の到来のためである.それは,副産物として鞭打ち損傷に象徴される脊椎損傷の多発を招き,治療法の一つとして頸椎装具が使われた.

　大袈裟になるが,このような社会の綻びを縫う形で医学は進歩する面がある.産業革命に始まる工業化社会の発展の中で生じた労働災害や交通外傷,また国家の膨張とその帰結としての戦争と戦傷,これらは外傷医学を進歩させ,その一部である脊椎脊髄病学も著しく進歩させた.材料科学の進歩もあり,装具療法の対象が拡大し,さまざまな装具が開発されてきた.その結果,頸椎装具一つをとってしても,創案者の名を冠したもの(Thomas, Guilfordなど),開発地域の名に由来するもの(Philadelphia, Miamiなど),形状に由来する名を付けたもの(SOMI, four-posterなど)がある.その他の脊椎装具では,さらに複合型で名を組み合わせたもの(Knight-Taylor)や社名・商品名を付けたものなど,名称に限っても非常に多彩となってきた.

　装具療法の適応が拡大し,多様な装具が利用可能になってきたことが診療の場で混乱を引き起こすことにもなってきた.それにはいくつかの理由が考えられる.単純には,亜型や改良版の多さであり,その名称の多様さである.そして,手術治療重視の教育も理由の一つである.膨大な知識の習得を求められる外科系初学者にとって,装具療法をはじめとして保存治療は後回しにされがちである.手術法の改良が外固定の簡素化,あるいは不要化を目指してきたことを考えると,やむを得ない面もある.そして,EBM(根拠に基づく医療)が推奨される中で,装具療法のエビデンスが乏しい点も勉学の熱意を冷ますのかもしれない.さらに,装具療法は,患者にとって,効果を明確に実感できない,あるいは効果の発現時期が遅れるなど,さらには装用に伴う苦痛があるなど,世知辛い世相に合わない点も不利である.一方では,装具療法の問題点や医療側の弱点が装具もどきを世に出す非医療者の跋扈を招いている.

　装具療法を取り巻く状況は必ずしもよくない.しかし,多くの脊椎外科医が脊椎手術の後療法として装具の処方を続けているデータがある.そして,何よりも,増加し続けている腰痛や頸部痛の患者をわれわれ専門家がいかにケアをするかということが重要である.外科治療の対象となる脊椎脊髄疾患のみを扱い,メスを以て対処できない患者を避ける外科医は専門家と称するには値しない.超長寿社会にあって,高齢者は腰痛や頸部痛に単に苦しむのではない.痛みが日常生活を障害し生活の質を低下させ,一方では家族や周囲にさまざまな形の負担をかける,これらを悩んでいるのである.時代の要請の中で発展してきた脊椎脊髄病学,その専門家は,また時代の要請を感じ取り,脊椎脊髄疾患のあらゆる治療手段,手術,薬物,装具,理学,そしてリハビリテーションに通暁し,適切な治療法を選択し実施することが責務である.

　本書は,前記の意図から脊椎脊髄疾患の診療にかかわる医療従事者,医師,理学療法士,看護師などが装具にかかわる基本的な知識を簡便に得るものとして企画し,『脊椎脊髄ジャーナル』に「脊椎装具に強くなる！Basics & Tips」として連載したものである.それが好評を得たことから,書籍とした.書籍化にあたり,その体裁を整えるための加筆修正を行うとともに,一部の章を追加した.しかし,取り上げた装具は文献データベースから比較的高頻度に検索できたものに限定した.このため,網羅的なものとはなっていないし,また読み切っていただくことを狙ったので内容も限定的である.さらに詳細を知るためには成書をあたっていただきたい.

2012年4月

米延策雄
菊地臣一

目次

第Ⅰ章　基礎力学
体幹装具の基礎力学 …………………………………………………… 江原 義弘　■ 2

第Ⅱ章　頸椎装具・頸胸椎装具
1. ポリネック®カラー ……………………………………………………… 東　永廉　■ 10
2. フィラデルフィア頸椎カラー（Philadelphia Cervical Collar®）…… 鷲見 正敏　■ 16
3. 支柱付き頸椎装具，支柱付き頸胸椎装具―いわゆる4本支柱型装具（four-poster orthosis）とソーミー装具（SOMI orthosis），そして現在使用されるアドフィットUDブレイス ……………… 山室 健一・星地 亜都司・星野 雄一　■ 22
4. 鹿児島赤十字頸椎カラー（KSカラー）
　………………………… 榊間 春利・井尻 幸成・武富 栄二・小宮 節郎・松田 剛正　■ 33
5. ハローベスト（halo vest）……………………………………… 橋爪　洋・吉田 宗人　■ 38

第Ⅲ章　側弯症装具
1. ミルウォーキーブレイス（Milwaukee brace）………… 黒木 浩史・田島 直也　■ 44
2. 大阪医大式装具（OMC brace）
　………………………… 藤原 憲太・小坂 理也・金　明博・瀬本 喜啓・木下 光雄　■ 53
3. ボストンブレイス（Boston brace）……………………………………… 長谷川 和宏　■ 61

第Ⅳ章　胸椎装具・胸腰仙椎装具
1. フレームコルセット（frame corset）…… 長谷川 雅一・市村 正一・里見 和彦　■ 68
2. リュックサック型体幹装具 …………………………………… 佐藤 貴一・白土　修　■ 72
3. ジュエット型軟性コルセット（Jewett soft corset），ダーメン-ジュエット型軟性コルセット（Damen-Jewett soft corset）………… 土田 敏典・川原 範夫　■ 79

第Ⅴ章　腰椎装具・腰仙椎装具
1. 軟性腰仙椎装具（ダーメンコルセット）…… 牧野 孝洋・海渡 貴司・米延 策雄　■ 86
2. 支柱付き腰椎硬性装具 ……………………………………………………… 金森 昌彦　■ 91
3. フレクションブレイス（flexion brace）………………… 本田　淳・齋藤 知行　■ 97
4. ナイト型装具（Knight orthosis）………………………………………… 帖佐 悦男　■ 103
5. スポーツ用ナイト型装具（Knight orthosis for sports）…………… 西良 浩一　■ 110

第Ⅵ章　仙腸装具
骨盤ベルト（pelvic belt）………………………………… 長尾 卯乃・田中 清和　■ 118

索引 ……………………………………………………………………………………… ■ 123

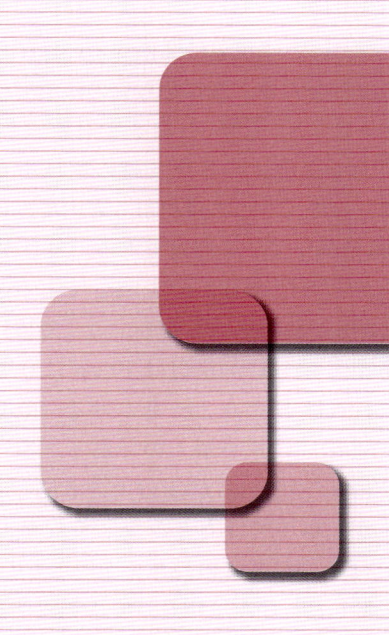

第Ⅰ章
基礎力学

I章 基礎力学

体幹装具の基礎力学

江原義弘

はじめに

体幹装具の機能は，①変形の予防，②変形の矯正，③固定，④可動域制限，⑤組織の安静である．これらの事項に共通に考えるべき主たる力学的項目は，「力の分散」と「3点支持の原理による矯正力の発生」であり，加えて「腹圧の増強」があるが，本項では前2者について記載する．

力学の基礎知識

1 力の分散

体幹装具が皮膚などの生体組織に力を及ぼす際，組織に対して直接影響を及ぼすのは個々の部分部分の表面に働く力である．これを「生体に総体的に働く力」（総体的な力）と区別して「圧力」と呼ぶ．圧力の総合されたものが「いわゆる力」（総体的な力）である．圧力は装具と生体の接触面に分布している．接触の具合次第で場所によって圧力は異なるが，総体的な力を接触面積で割れば接触面内における平均圧力となる．したがって，同じ大きさの力が作用しても，接触面積が大きければ（平均的には）圧力は小さくなる．圧力が小さければ生体組織に対する影響は小さい．矯正力などの力学現象に関係するのは圧力でなく総体的な力なので，接触面積を大きくとれば，矯正力を減じることなく生体組織への影響を少なくできる．

2 てこの原理

矯正力などの力学現象に関係するのは圧力でなく総体的な力なので，これから先の議論では総体的な力を単に「力」と呼び，これを対象に考える．まず矯正力を発揮する3点支持の原理を考えるきっかけとして，てこの原理から考えてみよう．**図1a**は典型的なてこの問題である．長さが1:2なので力が2:1となり，Fは5kgであると暗算で解いたかもしれない．しかし，ここでは以下のように考えてほしい．左辺は10kgに0.1mをかける．右辺はFに0.2mをかける．そして，左辺＝右辺としてFを解くのである．答えは当然5kgとなる（正式にはkgは力の単位ではないのであるが，本項では力とみなして記載している）．このとき力にてこの長さをかけたものを「力のモーメント」と呼んでいる．てこが釣り合っているとき，左辺の力のモーメントと右辺の力のモーメントが等しい．力のモーメントが体幹装具の力学の最も重要な概念である．

さて，**図1a**のようにてこが釣り合っているとき，支点にはいかほどの力が作用しているだろうか．てこの左側に10kgの力，右側に5kgの力が作用しているので，支点には合計の15kgの力が作用している．このとき支点からてこの棒に対して上向きの力が作用していることは直感的にわかるであろう（**図1b**）．下向きに10kgと5kgの力が作用し，上向きに15kgの力が作用しており，全部を合わせると，下向き上向きの力が互いに相殺して合計ゼロになることも直感的にわかるであろう．

体幹装具の基礎力学

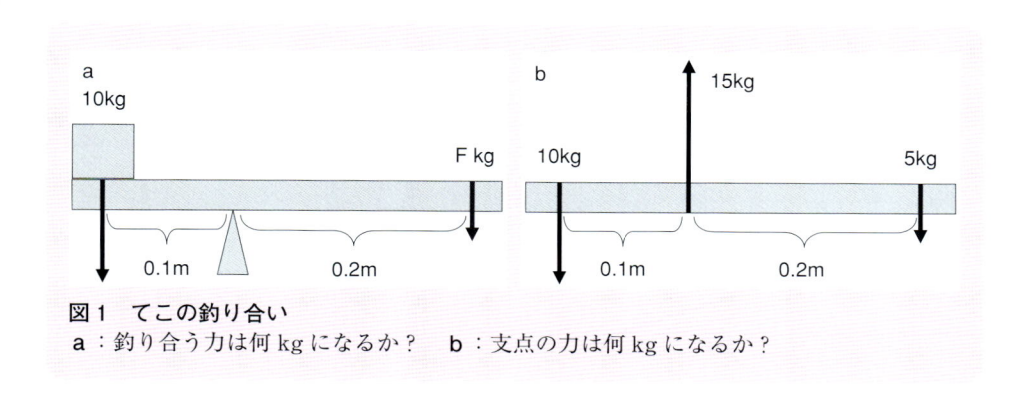

図1 てこの釣り合い
a：釣り合う力は何 kg になるか？　b：支点の力は何 kg になるか？

③ てこの棒に働く応力

てこの原理は小学校5年生で学習するが、てこの棒の内部に働く力については、小学校・中学校・高校では学習しない．これは大学の工学部などで初めて学習する．てこの棒の内部に力が働くことは、なかなか理解しにくいかもしれないが、確かに棒の内部にも力が働いている．**図1a**で、てこの棒が割り箸であるとすれば、支点の部分からたやすく折れてしまうことは想像がつく．支点の部分で折れるのは、支点が鋭利だからではない．支点を円で作っても、スポンジで囲っても、支点の部分で折れる．それは、この部分のてこの棒の内部になんらかの「力」が作用したからである．しかも実際には、支点の部分だけでなく、棒のいたる部分に「力」が作用している．このように内部に作用する「力」を応力と呼んでいる．応力という用語は棒の外部からかかる「力」に抗して、棒がその形状を保つために内部から湧き上がってくる力という意味であるが、外部から棒の部分部分にかかる「力」そのものを考えても実質的には問題がないので、この「力」を応力と呼ぶ．正式には応力は単位面積について考えるのだが、本項では特に面積を考慮しないで、棒の内部に生じる力といった意味合いで使用する．

④ 3点支持の原理

ここでなぜ応力を持ち出すのかといえば、**図1b**の矢印は装具から生体にかかる力であり、てこの棒が生体に相当するからである．てこの棒に加わる応力が、生体にかかる矯正力に相当する．さて、割り箸が支点の位置で折れる原因を考えるために、支点から左側を覆って、右側だけを考える．すると支点の部分には、0.2 m 先に 5 kg の力が作用しているので、0.2 m×5 kg の力のモーメントが作用している．これが支点の部分にかかる応力である．工学的には支点の部分の「断面」にかかる応力という．また、この場合には棒を曲げようとする応力なので曲げ応力と呼ぶ．この曲げ応力が割り箸の強度以上であると、折れることになる．支点の位置ではなく、ほかの場所ではどうだろうか．支点の右側の任意のC点を考え、同じようにC点の右側のみを考えると、C点から y m 離れた先に 5 kg の力が作用している．C点が支点から離れて右端のF点に近づけば y の距離は小さくなり、曲げ応力は小さくなる．支点からの距離に応じて、曲げ応力の値を模式図にすると、**図2**のようになる．支点の左側でも同じ状況である．すなわち、支点の位置で曲げ応力が最大になる．以上の説明でC点から左側を隠して、右側だけを考察したのは、そのほうが説明が簡単になるからであり、隠さなくても説明はできるのである

第Ⅰ章 基礎力学

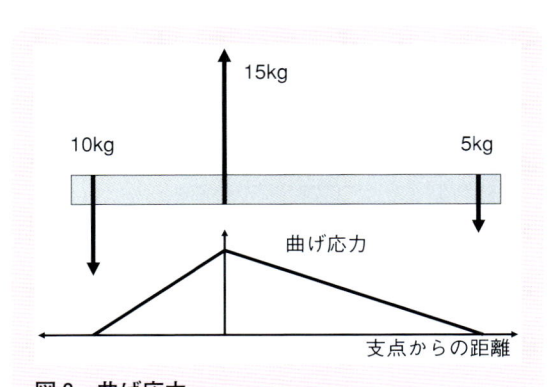

図2 曲げ応力
支点からの距離に応じて，曲げ応力が働く．

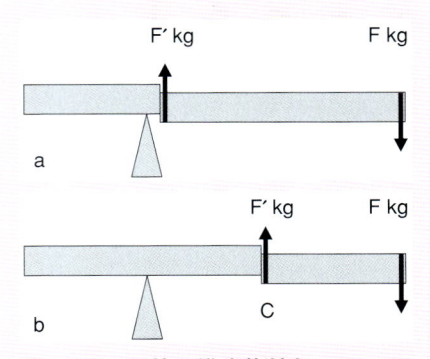

図3 てこの棒に働く剪断力
a：支点の断面に働く．　b：支点の右側の任意のC点の断面に働く．

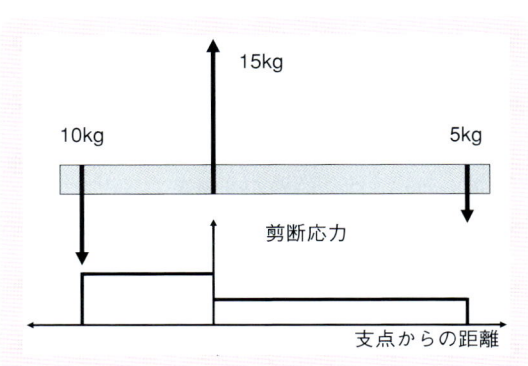

図4 剪断応力
支点からの距離にかかわらず，剪断応力は変わらない．

が，それほど重要ではないので割愛する．

これが装具の3点支持の原理である．両端間の距離を大きくとれば，支点にかかる力が同じでも曲げ応力を大きくできる．支点の位置を両端の中央にもってくると，支点の力が同じでも曲げ応力を大きくできる．

5 てこの棒に働く剪断力

てこの棒に働く応力は曲げ応力だけではない．図3aで支点の右側には下向きに力Fが作用しているので，支点の部分の断面で考えると，断面に沿ってF′の力が作用していないと棒は形状を保っていられないことになる．つまり，図3aで

誇張して描いたように，右半分がずり落ちてしまうことになる．このときの力F′を剪断力という．図3aでは剪断力は断面に沿って描かなくてはならないのだが，わかりやすいように少しずらして描いてある．力F′は棒の左半分が，棒の右半分がずり落ちないように断面を通じて支える力である．これを，棒の内部に生じることを強調して剪断応力と呼ぶ．支点の位置だけでなく，C点の位置でも状況は同じである（**図3b**）．断面を通じてF′が働いていないと，右の部分がずり落ちてしまう．曲げ応力と違って，剪断応力は支点からの距離が変わっても大きさは変化しない（**図4**）．支点の左側でも状況は同じである．ただし，剪断応力の値は10 kgとなる．

さて，**図3b**をみると，このままでは剪断応力が作用しても，C点から右の部分は右まわりに回転してしまいそうなことは直感でわかるであろう．そうならないために，曲げ応力が働くのである．つまり，剪断応力と曲げ応力は一心同体である．したがって，装具を装着された生体には剪断応力と曲げ応力が働く（本項では剪断力と剪断応力とを同義に扱っている．強いていえば，力を総体的に表現する場合は剪断力といい，断面の部分部分に着目する場合には剪断応力という）．

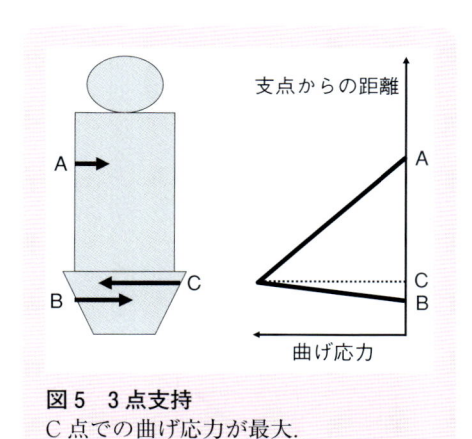

体幹装具の基礎力学

図5 3点支持
C点での曲げ応力が最大.

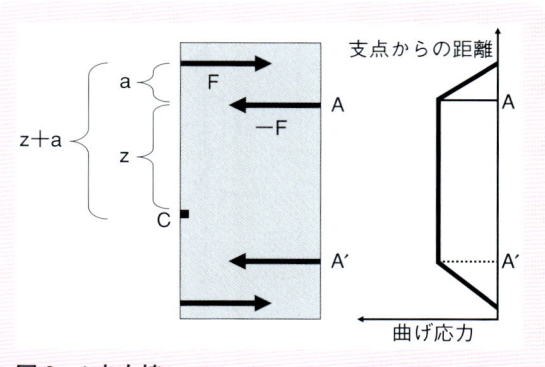

図6 4点支持
A-A′間は曲げ応力は一定になる.

体幹装具に応用される力学

1 装具の3点支持

このように1つの装具を生体に3カ所接触させると生体に剪断応力と曲げ応力を与えることができる．曲げ応力（すなわち矯正モーメント）は3カ所の真ん中の点で最大となる．この点から両端までの距離が遠いほど装具からの力は小さくても大きな曲げ応力になるので，両端の距離を離すほど楽に矯正できる．これが装具の3点支持による矯正力発生の原理である．このときに装具は生体から逆の剪断力と曲げ応力を受ける．したがって，生体も装具もともに矯正し合っている．もし装具を生体にぴったり合うように適合させて製作すれば矯正モーメントは発生しない．生体が現状の姿位から変化した場合のみ矯正モーメントが発生する．この状態が固定・可動域制限の状態である．

2 骨盤を利用した矯正

図5のような矯正の場合には，矢印で示したような3点支持になっている．この場合には，前述のようにA点には曲げ応力が働かない．大きな曲げ応力が働くのはC点である．また，力が集中するのは骨盤右側の上部と骨盤左側の下部である．

この例は，鉄パイプを鉛直にして万力に固定し，パイプの上端に対して側方に力を加えた状態に相当する．万力の上端（固定されたパイプの根元）がC点であり，この部分の曲げ応力が最大になり，パイプはこの部分で折れ曲がる．

3 4点支持による矯正

4点（あるいはそれ以上）で接触している場合にも，力を足せばゼロになり，全体として与えるてこの作用（力のモーメント）もゼロになるという原則が適用される．しかし，個々の力の分配がどうなるかは，全体の適合の状況で決まる．したがって，4点のうちの3点のみに力が発生している場合も大いにあり得る．また，たとえばある部分で面で接触させているつもりでも，実際には1点で力を与えている場合もある．装具のエッジには力が集中しやすいので要注意である．

4点支持の例として図6のような矯正を考えてみよう．装具から生体に加わる力は全体としてゼロである．C点の上部に着目すると，力（F）と力（−F）が作用しており，すでに力は釣り合っているので，C点を通る断面に働く剪断応力はゼロになる．これはA′点からA点の間のどの位置でも

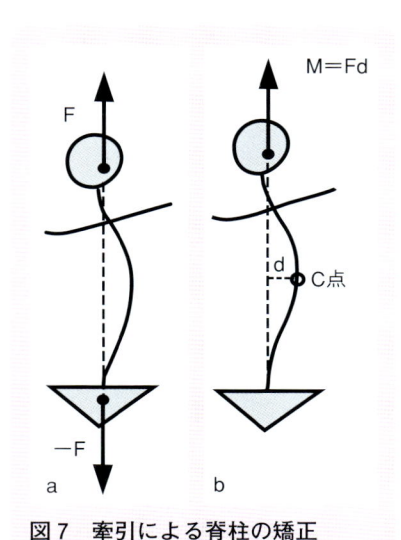

第I章　基礎力学

図7　牽引による脊柱の矯正
a：全体にかかる力はゼロになる．
b：C点には曲げ応力が作用する．

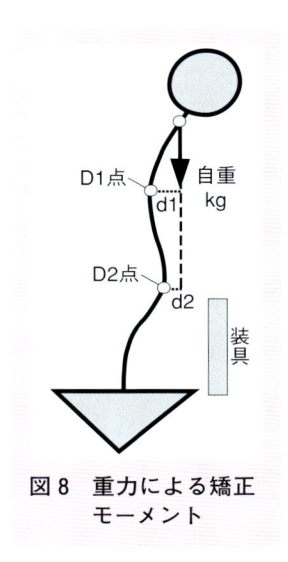

図8　重力による矯正モーメント

同様にゼロである．一方，C点まわりの力のモーメントは$F\times(z+a)-F\times z$であるが，これを計算すると結局$F\times a$となる．これがC点を通る断面に作用する曲げ応力である．このことはA′点からA点の間のどの位置でも同様である．すなわち，A′点からA点の間の脊柱には剪断応力は加わらず，同じ大きさの曲げ応力が一律に加わる．

余談であるが，プロレスラーが鉄パイプの両端を各々左右の手で握って力まかせにへし折るときの力の入れ方はこの例であろう．鉄パイプには一律に曲げ応力がかかるので，鉄パイプは山なりに反ってくる．反ってきたら今度は両方向から圧縮力も加えると，中央の山なりに盛り上がったところの曲げ応力が最大になって，この部分が折れ曲がることになる．

4 牽引による脊柱の矯正

仮に装具と生体の接触点が2カ所だったとしよう．その場合には，力は図7aのように大きさが等しく反対向きで同じ作用線上に働く．こうなることで，装具から生体に加わる作用は全体として力がゼロで，しかも力のモーメントもゼロである．しかし，生体の内部には応力が生じる．これを考えるため，図7bのように脊柱にC点を考えよう．C点には曲げ応力Mが作用する．MはFと距離dの積で決まる．これが側弯に対する矯正モーメントとなる．脊柱が側弯していない部分にも矯正モーメントが働く．力の作用線から最も遠くに横に張り出した部分に最大の矯正モーメントが働く．

5 重力による矯正

図8のように装具から上部の体幹の自重によって脊柱（側弯）を矯正する場合を考えてみよう．D点にはD点から上部の体幹の自重と距離dの積で決まる曲げ応力が作用する．つまり，体幹の重量分布と脊柱のアライメントによって，それぞれの場所の曲げ応力が変わる．D1点では自重は小さいが，レバーアームが大きい．この曲げ応力により弯曲がより増悪する．D2点ではレバーアームが小さいが，自重は大きい．この曲げ応力により弯曲が矯正される．

おわりに

 以上，述べたように体幹装具は外見のみをまねても適正な矯正力が発生できない．それは，この場合の「適合」は単に人体の形に合わせればよいというものではないからである．矯正力発生の基礎力学を把握したうえで実際にかかる力を吟味してはじめて，確実に矯正モーメントが発揮されているかどうかが確認できる．

参考文献
1) 有光　隆：これならわかる図解でやさしい入門材料力学．技術評論社，2002
2) 江原義弘：体幹装具の基礎力学．義装会誌　19：181-186，2003
3) 江原義弘：脳卒中装具療法のバイオメカニクス．MB Med Reha (97)：21-24，2008
4) 川村次郎，陳　隆明，石川　宏（編）：義肢装具学，第4版．医学書院，2009

第II章
頸椎装具・頸胸椎装具

II章 頸椎装具・頸胸椎装具

1 ポリネック®カラー

東　永廉

Basics & Tips

適応

- 頸椎捻挫を含む頸椎の外傷の保存療法
- 頸椎椎間板ヘルニアや頸椎症などの頸椎変性疾患，頸椎後縦靱帯骨化症の保存療法
- 頸椎前方・後方固定術や頸椎椎弓切除・形成術など頸椎術後の外固定

装着開始時のポイント（注意点）

- 上下または前後を逆に装着していないか？
- 患者の首の長さや周径に合ったサイズを選択しているか？
- 顎がカラー内に落ちていないか？
- ハードカラー装着時，顎や鎖骨に圧を受けていないか？

治療中の留意点

　頸椎カラーはソフトカラー，ハードカラーともに制動効果を期待するものではなく，不快な装着感がなく，頸部の保温や適当な肢位の保持，精神的な安定，心理的な制動効果を目的としている．処方にあたって適切な装着を指導し，その効果を確認しながら装着期間を決める．

患者への説明

　上下または前後を逆に装着していることや顎がカラー内に落ちた状態で装着していることがあるため，正しい装着法を指導する．装着の時間や期間は医師の指示に従うように指導する．

頸椎カラーの分類

　頸椎カラー（cervical collar）は大きくソフトカラー（soft collar）とハードカラー（hard collar）に分かれている．ハードカラーはその芯材がポリエチレンやプラスチックで作製されたもので，市販のものでは，それを重ね合わせて用いるものが多い．支持部は柔らかい材質のパッドで作られており，装着感は不快ではない．取り付けはバンド状の面ファスナーで首の後ろの部分で行う．市販のものではアルケア株式会社のポリネック®ハード，日本シグマックス株式会社のカラーキーパー・ハード，カラーキーパー・me（メッシュタイプ），株式会社竹虎のドルフ®ハード1号（メッシュ1枚），ドルフ®ハード2号（メッシュ2枚），ドルフ®ハード3号（ポリ板2枚合わせ）などがある．

　一方，ソフトカラーはその芯材がスポンジ，フェルト，柔らかいウレタンフォームで作製されたも

1．ポリネック®カラー

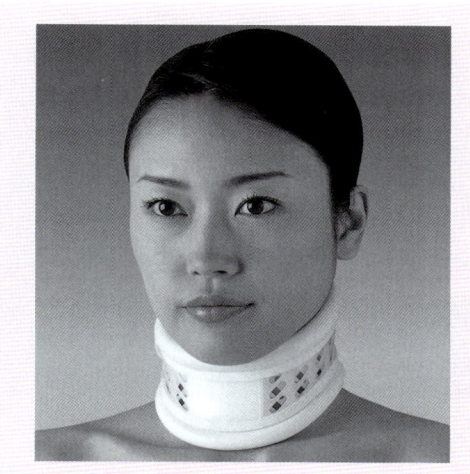

図1　ポリネック®ハード（アルケア株式会社）

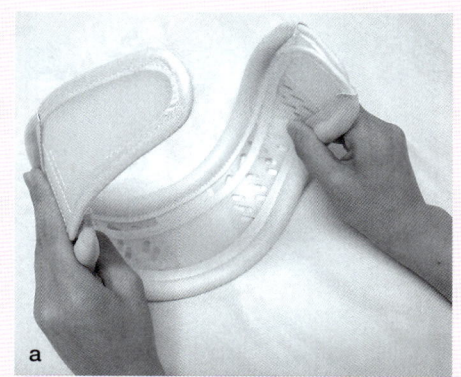

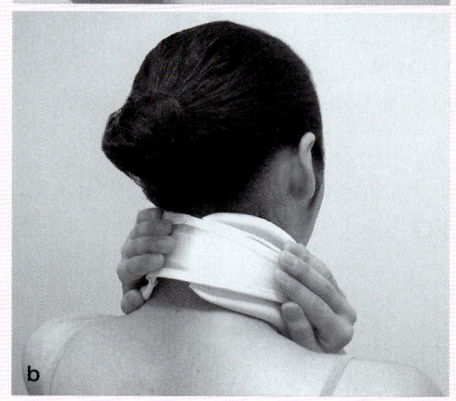

図2　ハードカラーの装着
装着前に馴染ませて(a)，首の後ろの部分で面ファスナーにて固定(b)．

の，ポリエチレン発泡体とウレタンフォームを貼り合わせた構造のものが含まれる．これらは木綿のストッキネット（綿製のメリヤス編みチューブ包帯）でカバーされているものが多く，面ファスナーを用いて後部で取り外しするところはハードカラーと同様である．既製品では，ポリエチレン発泡体とウレタンフォームの合成構造のものにはアルケア社のポリネック®ソフトや日本シグマックス社のカラーキーパーなどがある．ウレタン製のものにはアルケア社のポリネック®ライトや日本シグマックス社のカラーキーパー・U，竹虎社のドルフ®ソフト1号，ドルフ®ソフト2号，ドルフ®ソフト3号（有窓），ドルフ®ソフト4号，ドルフ®ソフト0号などがある．

「ポリネック®カラー」の構造

　以下，一般的な構造や装着上の注意点について「ポリネック®カラー」を例にとって詳しく述べる．

1 ハードカラー

　ポリネック®ハードは2枚の硬いポリエチレンバンドが面ファスナーで貼り合わされており，重ね合わせる幅によって最大2.0～3.5 cm（S～Lサイズ）の高さ調整が可能である（図1）．ポリエチレンバンドには通気孔が開いており，装着時の蒸れを防止している．面ファスナーの止める部分がある程度の長さを持って十分であるようにサイズは個々の患者の首の周径に応じて選択する．

　装着時の注意点として，ポリエチレンバンドはやや硬いため，装着前に弯曲するように力を加えて馴染ませる（図2a）．そして，中央のやや凹んでいるところに顎がカラー内に落ちないように乗せて首に巻くように装着し，首の後の部分でバンド状の面ファスナーにて固定する（図2b）．また，高さの微調整は前方（中央）部分と左右の3つの面ファスナーを上下にずらして行う．

第Ⅱ章　頸椎装具・頸胸椎装具

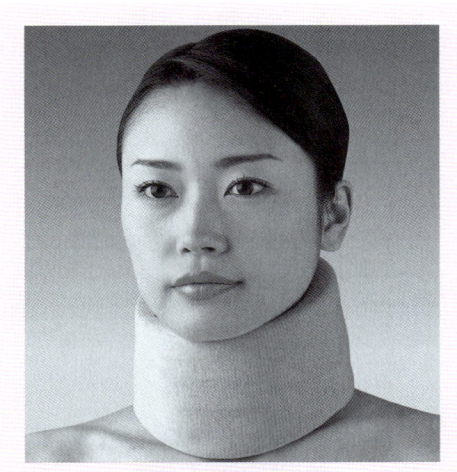

図3　ポリネック®ソフト（アルケア株式会社）

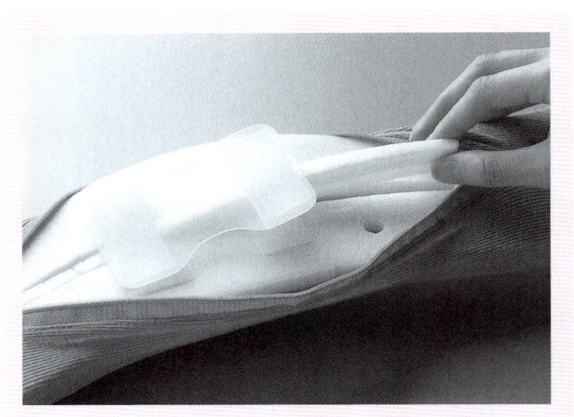

図4　ポリネック®ソフトのスペーサーの取り外し
高さ1cmの調整が可能．

2 ソフトカラー

　ポリネック®ソフトは，ポリエチレン発泡体とウレタンフォームの合成構造であり，肌当たりがソフトでポリネック®ハードと比べて装着感がより快適である（図3）．その固定方法は，ポリネック®ハードと同様に面ファスナーにて首の後ろの位置で固定する．サイズはS〜LLがあり，そして，洗濯のできるオーバーカバーは汗や汚れから本体を守り，保清に役立っている．

　装着時の注意点としては，ハードカラーと比べて柔らかいが，ハードと同様に装着前に馴染ませてから巻くとよい．また，ハードカラーと比べて中央部分がわかりづらいことと柔らかいために厳密な高さ調整を要しないことが多いが，スペーサーの取り外しにより高さ1cmの調整が可能である（図4）．

3 その他

　その他にパーツの組み合わせを替えることにより，前屈位固定および後屈位固定の両者に対応できるようになっている竹虎社のソフトウレタン製のドルフ®ソフト0号がある（図5）．開発した大成[10]は，頸部神経根症に対して通常，前屈位固定用として用いている．サイズはフリーサイズの1種類で，左右の面ファスナーである程度の装着角度の調整を行う．

　装着上の注意点として，はじめにどちらか一方の面ファスナーを合わせて首に巻きつけた後に，もう片方の面ファスナーを合わせるように装着する．その後に，片方ずつ面ファスナーをずらして角度の微調整をするとよい．

頸椎カラーの効果・治療成績

　頸椎カラーの効果には，頸椎の運動制限による局所の安静（固定），頭部の重量を支える免荷効果および保温効果が挙げられる[12]．

　論文の多くは制動効果に関してのものであり，免荷効果や保温効果に関しての報告は少ないが，Beavis[2]はソフトカラーとハードカラーを含めた頸椎カラーを用い，頸椎の可動域以外に顎と後頭部の接触面での圧およびカラーの保温効果を測定し報告している．その中で，ハードカラーでは接触面でかなり高い圧が顎にかかり，また，保温効果に関してソフトカラーではウールのスカーフと

1. ポリネック®カラー

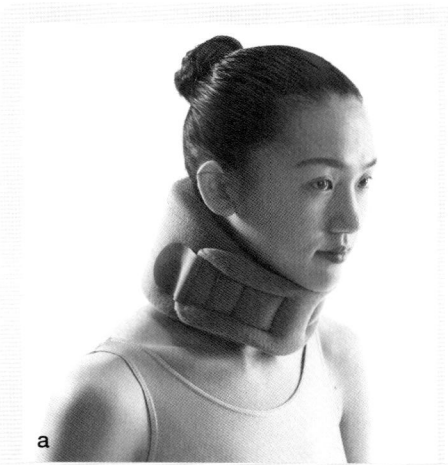

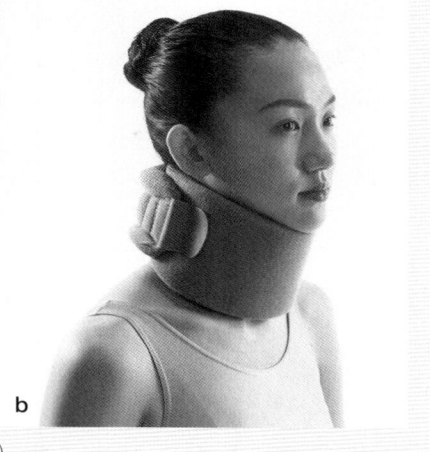

図5 ドルフ®ソフト0号（株式会社竹虎）
a：前屈位固定．b：後屈位固定．

同等であったと述べている．ハードカラーでの接触面の圧は顎以外に鎖骨部分にもかかることに注意しなければならない．筆者も頸損患者にハードカラーを装着後，鎖骨部分での褥瘡を経験している．厳密な意味での免荷効果および保温効果の測定は困難であることから，その報告は少ないと思われる．

制動効果に関しては，ソフトカラーおよびハードカラーともに概して乏しい．Sandlerら[13]は，20〜30歳代の男女5例で，カラーなし，ソフトカラー，フィラデルフィアカラー（Philadelphia collar），胸郭のエクステンション付きフィラデルフィアカラー，ソーミー装具（SOMI orthosis）の4つの頸椎装具（cervical orthosis）の装着時頸椎可動域を比較検討した．彼らはソフトカラーでは回旋・側屈に対してほとんど制動効果がなく，屈曲・伸展（前後屈）に対していくぶん認める程度であると報告している．Johnsonら[8]も5つの頸椎装具を比べ，その中でソフトカラーの後頭骨から第1胸椎までの可動域は屈曲・伸展が装具なしの約74%，回旋が約83%，側屈が約92%と，屈曲・伸展ではいくぶん制動するが，回旋・側屈ではほとんど制動しないと報告している．

ハードカラーも含めた研究では，Hartmanら[6]はソフトカラーでは制動性がごくわずかで，プラスチック製のトーマスカラー（Thomas collar）では約75%の屈曲・伸展，回旋，側屈を制限すると報告している．また，前述のBeavis[2]はソフトカラーとハードカラーを含めた4つの頸椎カラーの有効性について，10人の健常者を用い，屈曲・伸展，側屈，回旋の可動域を2種類の方法で計測した．その結果，屈曲・伸展はソフトカラーではカラーなしの約14%，ハードカラーでは約43%，同様に側屈はソフトでは約13%，ハードでは約38%，回旋はソフトでは12〜30%，ハードでは38〜50%制限すると報告している．

また，頸椎の運動は屈曲・伸展，側屈，回旋の6方向で，そのうちの回旋は環椎と軸椎によって約半分を担っているが，多くの論文の結果からも，ソフトカラー，ハードカラーともに制動に対して期待できるものではない．

さらに，Richterら[11]は，4体の屍体でAnderson II型の不安定頸椎を作製し，ハローベスト（halo vest）とソフトカラーを含めた3つの装具

でC1/2とC2/3の可動域を比較検討している．その中でソフトカラーは，屈曲・伸展，側屈，回旋のいずれにおいても安定性は得られなかったとしている．つまり，頸椎カラーは上位頸椎に対する制動性はほとんど有しないことを，その使用に際し認識しておかなければならない

頸椎カラーの適応

以上のことから，頸椎カラーの臨床適応はソフトカラー，ハードカラーともに制動効果を期待するものではなく，不快な装着感がなく，頸部の保温や適当な肢位の保持，精神的な安定，心理的な制動効果を目的としていることを認識するべきである．その適応は頸椎捻挫を含む頸椎の外傷の保存療法，頸椎椎間板ヘルニアや頸椎症などの頸椎変性疾患，頸椎後縦靱帯骨化症の保存療法，および頸椎前方・後方固定術や頸椎椎弓切除・形成術など頸椎術後の外固定など，幅広く用いられる．

ソフトカラーとハードカラーの使い分けに関しては，ハードカラーはソフトカラーより高さの調整範囲が広く，一方でソフトカラーより剛性が高い．前述したように，日常の診療で顎や鎖骨部分の痛みを訴えることもあり，装着感はソフトカラーのほうがより快適である．つまり，ソフトカラーとハードカラーとも，その用途が軽度から中等度の頸部痛に対して，局所の安静維持を目的に使用されることから，冬は保温性，フィット性を重視したソフトカラーを，夏には通気性のよいハードカラーをという使い分けなど，その若干の制動性の差を認識したうえで，装着感を含め，個々の患者の病態やニーズに応じて処方されることが望ましい．

歴 史

頸椎カラーの歴史は古く，Thomasが厚手のボール紙を綿で被覆したものを治療として用いたのが始まりといわれている[15]．また，Lewin[9]は医療用の綿と薄木綿布でcotton collarを作製し，その有用性を述べている．その後，slip-on式のタイプや前屈位，後屈位兼用のもの，簡易なものなど，さまざまなものが考案され報告されている[1,3-5,7,14]．

日本でよく用いられているアルケア社の「ポリネック®カラー」は，モータリゼーション時代の到来とともに1966年に発売されている．当初はThomas typeのハードカラーのみであったが，その後，より軽度な症状に適してactivities of daily living（ADL）に重きを置いた，ウレタンフォームをストッキネットでカバーしたタイプのソフトカラーが加わった．以後，材質などいくつかの改良を加え，今日に至っている．

文 献（太字番号は重要文献）

1) Barnett HE：A cervical collar-cervical traction device. *J Bone Joint Surg Am* **45**：1709-1711, 1963
2) Beavis A：Cervical orthoses. *Prosthet Orthot Int* **13**：6-13, 1989
3) Drummond-Rees A：Cervical collar. *Physiotherapy* **60**：107, 1974
4) Eisert O, Marinello D：Slip-on cervical collar. *JAMA* **161**：53-54, 1956
5) Granger CV, MacLean IC：Reinforced felt cervical collar. *Phys Ther* **47**：213-215, 1967
6) Hartman JT, Palumbo F, Hill BJ：Cineradiography of the braced normal cervical spine. A comparative study of five commonly used cervical orthoses. *Clin Orthop Relat Res* **109**：97-102, 1975
7) Hunt JC, Russell GS, Austin GN：A convalescent cervical collar. *Am J Orthop* **7**：109, 1965
8) Johnson RM, Hart DL, Simmons EF, et al：Cervical orthoses. A study comparing their effectiveness in restricting cervical motion in normal subjects. *J Bone Joint Surg Am* **59**：332-339, 1977

9) Lewin P : Cotton collar : a physical therapeutic agent. *JAMA* **155** : 1155-1156, 1954
10) 大成克弘：頸部神経根症の保存療法. 脊椎脊髄 **12**：783-789, 1999
11) Richter D, Latta LL, Milne EL, et al : The stabilizing effects of different orthoses in the intact and unstable upper cervical spine: A cadaver study. *J Trauma* **50** : 848-854, 2001
12) 酒匂　崇：頸椎疾患の保存的療法. in 服部　奨編：脊椎（頸椎）. 新臨床整形外科全書 4A. 金原出版, 1984, pp215-225
13) Sandler AJ, Dvorak J, Humke T, et al : The effectiveness of various cervical orthoses. An in vivo comparison of the mechanical stability provided by several widely used models. *Spine (Phila Pa 1976)* **21** : 1624-1629, 1996
14) Schultz W, Anderson RM : Cervical collar for home use. *Phys Ther* **46** : 395, 1966
15) Thomas HO, Baer WS : Tuberculosis of spine. in Lewis D, Walters W, Ellis FH, et al (eds) : *Lewis-Walters Practice of Surgery, Vol III*. WF Prior, Hagerstown, 1966, p106

II章 頸椎装具・頸胸椎装具

2 フィラデルフィア頸椎カラー（Philadelphia Cervical Collar®）

鷲見正敏

Basics & Tips

適応

- 急性頸部痛
- 一部の頸椎椎間板ヘルニアあるいは頸椎症
- 一部の頸椎骨折（特に上位頸椎部）
- 頸椎部化膿性脊椎炎
- 一部の頸椎手術の後療法

装着開始時のポイント（注意点）

- 前後あるいは上下が方向違いになっていないか？
- 前方パーツの頭側が患者の下顎部を把持し，尾側が胸骨に当たっているか？（つまり，前方パーツが下顎部を保持して頭部からの負荷を胸骨部で支えるという本来の目的が達成されているか）
- 適切なサイズか？（大きすぎると下顎に強い負荷がかかるため，褥瘡形成や伸展位強制による症状悪化が危惧される．小さすぎると頸部を支持する機能を期待できず，頸椎は過度の屈曲位となる可能性がある）
- 下顎の支えが前方で口唇を覆っていないか？（食事や飲水が可能か）
- カバー布や綿ガーゼなどを使用して肌に直接触れる部分を被覆しているか？

治療中の留意点

本装具の固定性は軟性カラーより優れ，硬性カラーや頸胸椎装具よりは劣っている．このため，このカラーの機能を期待できる対象病態は限られることに留意しておくべきである．硬性カラーや頸胸椎装具よりも固定性において劣っているが，装着に当たっての抵抗感が少なく，装着感も比較的良好であるという長所を利用しているだけという点を理解するべきである．ゆえに，過度の固定性を期待したり，漫然と長期間使用することは避けなければならない．

患者への説明

前方と後方のパーツの締め付けが悪いと，固定効果がないことについて十分な説明をしておく．急性頸部痛など局所の安静を得るための使用法と化膿性脊椎炎あるいは骨折に対して外固定の効果を期待する使用法は異なるため，締め付け具合や下顎・胸骨との当たり具合の調節について，適時，臨機応変に説明し，対応する．

2．フィラデルフィア頸椎カラー（Philadelphia Cervical Collar®）

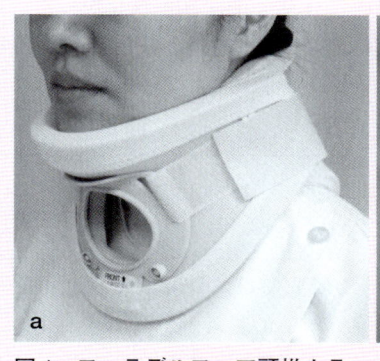

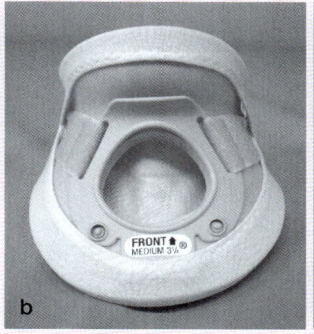

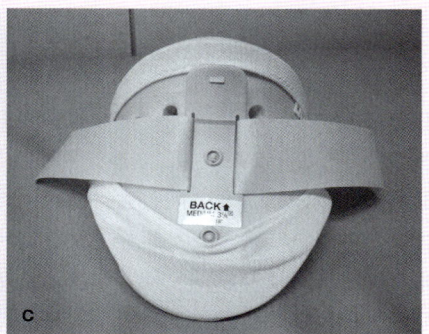

図1 フィラデルフィア頸椎カラー（Philadelphia Cervical Collar®）
a：装着状況，b：前方パーツ，c：後方パーツ．

頸椎装具の分類

　頸椎装具（cervical orthosis）は，頸椎を固定して安静にすることで筋緊張を改善して除痛を獲得することと，不安定性の強い頸椎に支持性を与えて固定することを目的としている．Andersonら[3]はこれらの頸椎装具を，狭義の「頸椎装具」と「頸胸椎装具（cervicothoracic orthosis）」に分類し，その延長線上により強固な固定性を有するハローベスト装具（halo-vest orthosis）を位置づけている．

　狭義の「頸椎装具」はその材質の性状から，「軟性（soft）」，「半硬性（semi-rigid）」，「硬性（rigid）」に分けられている[3]．「軟性」装具には軟性カラー（soft collar）があり，単純な円筒形で頭部や胸郭を固定していないため，頸部の筋緊張を軽減させて局所の安静を獲得することを目的としている．フィラデルフィア頸椎カラー（Philadelphia Cervical Collar®，図1）は，マイアミJカラー（Miami J® Collar）などと同様に「半硬性」装具に分類され，頭側端は後頭部や下顎部を支える受け皿を形成し，尾側端は背側の胸椎上部から僧帽筋部，腹側は胸骨部までを把持している．「半硬性」装具は材質が比較的柔軟であるため，安定型骨折の治療や術後などに使用されている．「硬性」装具にはスティフネックカラー（Stifneck® Collar）があり，患者の救急搬送に使用することが第一の目的とされている．

　「頸胸椎装具」は後頭部や下顎部を支えるパーツと胸郭を固定するパーツが支柱などで連結されている装具で，ソーミー装具（sternal occiput mandibular immobilization orthosis：SOMI orthosis）や4本支柱型装具（four-poster orthosis）などがある．

構　造

　フィラデルフィア頸椎カラーは，比較的柔軟なPlastazote®を使用した前方と後方の2つのパーツからなるカラーで，頭側端は下顎部と後頭部を，尾側端は胸郭の前後を把持している（図1）．硬い板状のプラスチックが正中部でさらにその支持性を補強している．

第Ⅱ章　頸椎装具・頸胸椎装具

理論と制動効果

　Johnsonら[5]が軟性カラーやフィラデルフィア頸椎カラー，ソーミー装具，4本支柱型装具，頸胸椎装具，ハローベストの固定性について比較検討している．装具を装着した状態としない状態で，X線機能撮影により屈曲・伸展角度と側屈角度を測定し，回旋角度は頭頂からの写真撮影により計測するという方法が採用された．フィラデルフィア頸椎カラーを装着すると，頸椎矢状断の動きは装着しない状態の28.9%に，側屈は66.4%に，回旋は43.7%へと制限されていた．フィラデルフィア頸椎カラーは軟性カラーよりも動きを強く制限していたが，4本支柱型装具，頸胸椎装具，ハローベストより劣っていた．ソーミー装具はフィラデルフィア頸椎カラーより回旋を強く制限していたが，それ以外の動きで明らかな差を認めなかった．また，フィラデルフィア頸椎カラーでは中・下位頸椎の動きを制限できていなかったが，上位頸椎の動きは比較的強く制限されていた．

　Albertsら[2]はフィラデルフィア頸椎カラー，ソーミー装具，レールマン・ミネルバ頸椎装具（Lehrman-Minerva cervical orthosis），ネブラスカカラー（Nebraska collar）を比較し，顔面と頭頂部以外の頭部を完全に被っているネブラスカラーが優れていると報告している．フィラデルフィア頸椎カラーの固定性はほかの「頸胸椎装具」よりも劣っていたが，やはりソーミー装具との間に大きな差を認めなかった．ほかの報告[8,10]でも，固定範囲が前額に及ぶものや，胸郭をきちんと把持している装具はフィラデルフィア頸椎カラーよりも動きを強く制限していた．

　McGuireら[6]は新鮮屍体のC4/5椎間周辺の支持組織を切断した後に，各種装具を装着させて屈曲方向への負荷をかけ，すべりと椎間角の変化を計測している．「硬性」装具であるスティフネックカラーと「半硬性」装具のフィラデルフィア頸椎カラーとの間に有意な差はみられなかった．このように多くの論文では「硬性」装具と「半硬性」装具の間に大きな差を認めていない[6,8,10]．

装着感

　Johnsonら[5]の研究では，被験者全員がフィラデルフィア頸椎カラーの装着感を最も良好であったと述べている．Albertsら[2]も良好な装着感について報告しているが，ほかの装具との間に有意な差を認めていない．Plaisierら[7]はスティフネックカラーがフィラデルフィア頸椎カラーよりも不快であったとしているが，フィラデルフィア頸椎カラーとマイアミJカラー，ニューポートカラー（Newport collar）との間に装着感の差はなかった．フィラデルフィア頸椎カラーの装着感は比較的良好なものであると考えられる．

適　応

　フィラデルフィア頸椎カラーは胸郭を固定していないので，中・下位頸椎を固定することには限界があり，上位頸椎の病変がよい適応になる[5]．

　Gradyら[4]は保存的に治療されたC2・C3骨折の後ろ向き研究でハローベストとフィラデルフィア頸椎カラーの成績を比較している．いずれのグループでも20%位の症例に亜脱臼の悪化を認めたが，有意な差は両群間になく，カラー装着下のX線機能撮影で動きがなければ，軽度の亜脱臼（4mm未満）に対しては，フィラデルフィア頸椎カラーの適応があるとしている．同様の後ろ向き研究がⅡ型とⅢ型の歯突起骨折に対する保存的治療についても報告されている[9]．フィラデルフィア頸椎カラー使用によるⅡ型の不安定性発生率とⅢ型の骨折転位は，ハローベストとの間に有意な差を認めなかった．ハローベスト装着による合併症

2．フィラデルフィア頸椎カラー（Philadelphia Cervical Collar®）

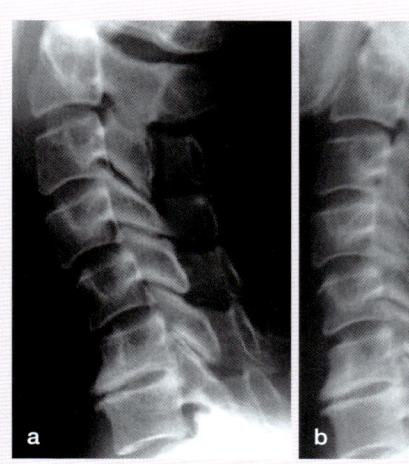

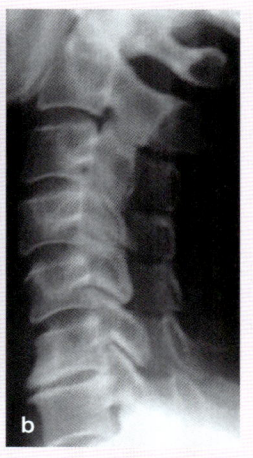

図2　フィラデルフィア頸椎カラー装着時と非装着時における頸椎アライメントの比較
53歳，男性．頸部脊柱管拡大術術後例．
a：装着時．C5/6椎間において前方圧縮による後弯変形をきたしている．
b：非装着時．頸椎を伸展位としてアライメントを前弯位に保っている．

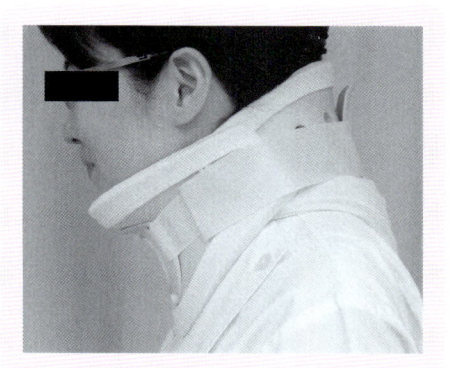

図3　頸椎術後患者にフィラデルフィア頸椎カラーを装着した際によくみられる姿勢
下顎を顎受けに乗せることで頸椎が前傾する傾向にある．

（ピン刺入部感染や頭蓋内膿瘍，ピンの緩みなど）発生率の高さを考慮に入れれば，上位頸椎の外傷，特にカラー装着下のX線機能撮影で安定している外傷に対しては，フィラデルフィア頸椎カラーも適応となり得る．ただし，後述するように前方パーツのサイズをきちんと合わせて使用することが必須である．

　フィラデルフィア頸椎カラーは下位頸椎を固定する能力が低いので，これらの部位に対する固定性が期待できない．日本においては，多くの頸椎手術の術後患者に対して使用されているが，下位頸椎に対する固定性が十分でないことを理解し，術後の局所に安静を与えることを目的とするべきである．筆者らは頸部脊柱管拡大術術後2週の時期にフィラデルフィア頸椎カラーを装着させた状態で頸椎側面X線撮影を行い，術後の頸椎アライメントに与える影響について調査した[11]．術後にカラーを装着した状態ではかえって後弯位が強くなり，外した状態では前弯位が維持されていた（図2）．フィラデルフィア頸椎カラーを装着すると術後の不安感も手伝って下顎を顎受けに乗せてしまい，前方パーツの尾側端が胸骨に当たり頸部が前傾して後弯化すると考えられた（図3）．カラーを装着しない状態では，術後の疼痛を回避するため，創部に伸長力が加わらないように頸椎を自発的に伸展位としている．その結果，良好な頸椎アライメントが維持されていたと考える．ゆえに，頸部脊柱管拡大術の術後にフィラデルフィア頸椎カラーを使用すると，頸椎アライメントはかえって悪化する傾向にあると考えられる．

注意点・留意点

1 処方時

　フィラデルフィア頸椎カラーでは，前方のパーツが下顎部を保持して頭からの荷重を胸骨部で支えるという点に機能上の力点が置かれている．後方のパーツは後頭部と僧帽筋部や背部を支えているが，これは前方と合体することで全体を把持しているにすぎない．このため，前方のパーツがいかに下顎と胸骨の間を支持するかという点が重要

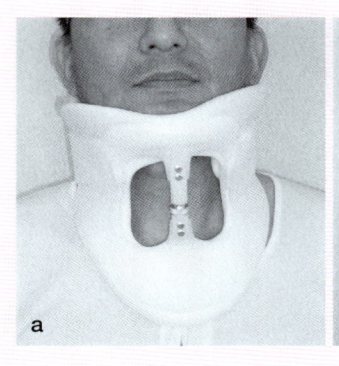

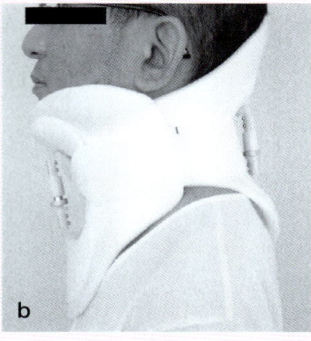

図4　オルソカラー®Ⅱ
（株式会社有薗製作所）
a：装着状況（正面）．正中部に高さを調整するターンバックルがついている．
b：装着状況（側面）．高さを調整するターンバックルは前方と後方についている．

となる．フィラデルフィア頸椎カラーを装着すると患者は下顎を前方の顎受けに乗せて荷重をかける．このため，前方パーツが短いとカラーは胸骨に当たるまで前傾し，アライメントは不良になる（図3）．

フィラデルフィア頸椎カラーは3種類のサイズしかない既製品であるため，前方パーツが短い場合には，ほかのカラーを選択すべきである．良好な固定性を期待する場合には，筆者はターンバックルによる高さ調整機能を備えたオルソカラー®Ⅱ（株式会社有薗製作所）（図4）を使用して，症例ごとに調整している．

2 治療中

装具の固定性をよくするには，その装具によって身体の一部が強く把持される必要がある．しかし，強い把持力を期待して圧を強くすれば，褥瘡などの皮膚損傷をきたすことになる．Plaisierら[7]は皮膚と装具が接触する各部位にセンサーを置いて圧を測定し，capillary closing pressure（CCP）との差から障害発生の可能性について論じている．フィラデルフィア頸椎カラーでは仰臥位での後頭部への圧，仰臥位・座位でのおとがい部への圧がCCPより高かった．ほかのマイアミJカラーやニューポートカラーよりも，特におとがい部で皮膚障害が発生しやすいとしている．Acklandら[1]は，外傷で救急搬送された重症患者の9.7%は頸椎カラーによる褥瘡を発症していると報告している．褥瘡発症因子としてはカラー装着の期間を挙げ，入院後3日を超えてもカラーが装着されていた症例の31.3%に褥瘡が発症したと報告している．

また，皮膚への傷害のみでなく，圧迫による下顎神経麻痺の発症についての報告もあり，下口唇や下顎部における知覚障害や垂涎をきたすこともある[12]．

歴　史

「フィラデルフィアカラー」という名称は正式でなく，商標名としては「Philadelphia Cervical Collar®」が登録されているため，「フィラデルフィア頸椎カラー」が正しい名称ということになる．ÖSSUR hfの社史（Bernie Tatroによる私信）によれば，それまでは支持性のない軟性カラーか，X線を透過しない不快な硬性カラーの2種類しかなかったが，1971年に装具士Anthony CalabreseがPlastazote®を利用して前後2つのパーツを連結させた「フィラデルフィア頸椎カラー」を開発した．このカラーの開発には医師の関与がなかったため，Johnsonら[5]以前にフィラデルフィア頸椎カラーの臨床的意義について報告された論文はない．

2. フィラデルフィア頸椎カラー（Philadelphia Cervical Collar®）

まとめ

フィラデルフィア頸椎カラーの固定性はソーミー装具と比較しても遜色がない．しかし，ハローベストや頭部と胸郭を強く把持した頸胸椎装具よりも劣っていた．さほど強い固定性を特に下位頸椎については期待しないで，その良好な装着感を利用した使用法を考慮すべきであろう．ただし，上位頸椎に対する固定性は比較的良好であるため，安定型の骨折などのように適応のある症例は実在すると考えられる．

文　献（太字番号は重要文献）

1) Ackland HM, Cooper JD, Malham GM, et al：Factors predicting cervical collar-related decubitus ulceration in major trauma patients. *Spine（Phila Pa 1976）* **32**：423-428, 2007
2) Alberts LR, Mahoney CR, Neff JR：Comparison of the Nebraska collar, a new prototype cervical immobilization collar, with three standard models. *J Orthop Trauma* **12**：425-430, 1998
3) Anderson DG, Vaccaro AR, Gavin KF：Cervical orthosis and cranioskeletal traction. in The Cervical Spine Research Society Editorial Committee, Clark CR（eds）：*The Cervical Spine*, 4th ed. Chap 7, Lippincott Williams & Wilkins, Philadelphia, 2005, pp110-402
4) Grady MS, Howard MA, Jane JA, et al：Use of the Philadelphia collar as an alternative to the halo vest in patients with C-2, C-3 fractures. *Neurosurgery* **18**：151-156, 1986
5) Johnson RM, Hart DL, Simmons EF, et al：Cervical orthoses. A study comparing their effectiveness in restricting cervical motion in normal subjects. *J Bone Joint Surg Am* **59**：332-339, 1977
6) McGuire RA, Degnan G, Amundson GM：Evaluation of current extrication orthoses in immobilization of the unstable cervical spine. *Spine（Phila Pa 1976）* **15**：1064-1067, 1990
7) Plaisier B, Gabram SGA, Schwartz RJ, et al：Prospective evaluation of craniofacial pressure in four different cervical orthoses. *J Trauma* **37**：714-720, 1994
8) Podolsky S, Baraff LJ, Simon RR, et al：Efficacy of cervical spine immobilization methods. *J Trauma* **23**：461-465, 1983
9) Polin RS, Szabo T, Bogaev CA, et al：Nonoperative management of types II and III odontoid fractures：The Philadelphia collar versus the halo vest. *Neurosurgery* **38**：450-457, 1996
10) Rosen PB, McSwain NE, Arata M, et al：Comparison of two new immobilization collars. *Ann Emerg Med* **21**：1189-1195, 1992
11) 斉藤寧彦，鷲見正敏：頸部脊柱管拡大術後における頸椎フィラデルフィアカラーの有用性．整形外科 **54**：625-628，2003
12) Webber-Jones JE, Thomas CA, Bourdeaux RE Jr：The management and prevention of rigid cervical collar complications. *Orthop Nurs* **21**：19-26, 2002

II章　頸椎装具・頸胸椎装具

③ 支柱付き頸椎装具，支柱付き頸胸椎装具
いわゆる4本支柱型装具（four-poster orthosis）とソーミー装具（SOMI orthosis），そして現在使用されるアドフィットUDブレイス

山室健一　　星地亜都司　　星野雄一

Basics & Tips

適応

- 頸椎前方固定術，頸椎後方固定術，後頭・頸椎固定術，環軸椎固定術など，各種頸椎固定術の後療法
- 安定型の頸椎骨折，不安定性の軽微な頸椎骨折（椎弓骨折，Jefferson骨折など）の保存療法

装着開始時のポイント（注意点）

- 最初に体幹をしっかりと固定する．胸部，肩部を適切な位置に当て，体幹に回したバンドを締める．
- 前方，後方の支柱を付け，下顎部，後頭部が均等に接しているかをチェックする．
- 下顎部の摩擦が強くないか，ある程度の開口ができるかをチェックする．
- 前方，後方の支柱の高さを調整した後，側方から外観での頸椎全体のアライメントを確認し，高さを調整するのがよい．

治療中の留意点

支柱型（poster type）の頸椎装具（図1）は，カラー型（collar type）に比べ，頸部周囲の通気性がよいが，固定範囲が広く，患者本人で装着するには難しいものが多い．また，頸椎外傷と術後の装

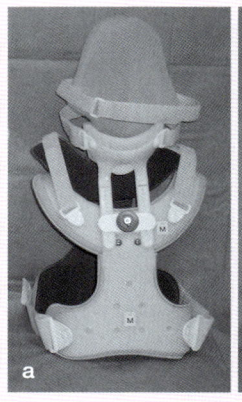

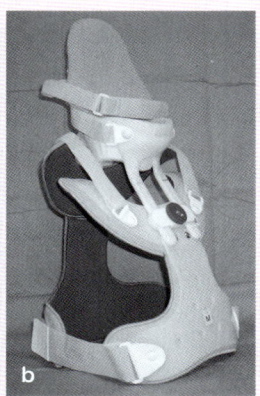

図1　アドフィットUDブレイス
（アドバンフィット株式会社）
a：正面，b：側面．

具であり，入院加療中に使用される機会が多い．したがって，医師や看護師，療法士が自身の目でチェックをし，適切に装着させることができる．開口制限は必ず生じるため，頸部に潰瘍を生じやすい．経過観察し，被覆材やガーゼでの保護などを行う．体幹部はベルトやプラスチックなどの素材から緩みが生じてくる．締め直しや外観による頸椎アライメントのチェックとともに，定期的に頸椎X線での画像評価も必要である．

患者への説明

支柱装具では，自分で取り外しできないだけでなく，制動効果が高いため，装着時の拘束感が強

3. 支柱付き頸椎装具，支柱付き頸胸椎装具

く，治療を中断しかねない．中断せずに済むように装着前に，装具による制動の必要性を理解させることが重要である．治療やリハビリテーションが進み，歩行が自立すれば，下方視が制限されるため，転倒しやすく，注意を与える必要がある．

顎部パッドで支えるため，顎部がこすれ，表皮剥離や褥瘡を生じやすく，注意深く観察する．初期は無理であるが，装着期間や骨癒合の状況により，食事中や就寝時は緩めるなどの指導を与える．

はじめに

4本支柱型装具（four-poster orthosis）とソーミー装具（sternal occiput mandibular immobilization orthosis：SOMI orthosis）は，頸椎装具の中では poster type に分類される．支柱装具は，フィラデルフィアカラー（Philadelphia collar）などに代表される collar type のように顎部と後頭骨で支えるのは同様だが，collar type が頸部を全周性に巻いて支えるのに対し，顎部，後頭骨部の頭側のパーツと，胸部のパーツを支柱により連結して支えるため，頸部の通気性がよいものである．また，後頭骨部の接触面を広くできるため，屈曲・伸展（前後屈）の制動効果が高い．基本的に支柱の材質は金属で，体に当たるパーツは革でできている．支柱は2〜4本で，数が多いほど制動効果が高くなる．Four-poster orthosis は文字通り4本支柱，SOMI orthosis は3本支柱である．固定範囲は，four-poster orthosis が頭部・頸椎装具（head cervical orthosis：HCO），SOMI orthosis が頭部・頸胸椎装具（head cervical thoracic orthosis：HCTO）で，SOMI orthosis のほうが広い．Poster type にはほかに頸胸椎装具（cervicothoracic orthosis），ギルフォード型装具（Guilford orthosis）などがある．

支柱付き頸椎装具，支柱付き頸胸椎装具

1 Four-poster orthosis（図2）

HCO と呼ばれる固定範囲の装具で，前2本，後2本，計4本の金属支柱で連結された既製硬性装具である．顎-前胸（前部）と後頭-背部（後部）を頸部と肩上でベルトで連結して固定する．4本の各支柱にターンバックル（スイベル）が備わっていて，高さの調整が可能である．

2 SOMI orthosis（図3，4）

HCTO のうちの一つであるが，構造の点から頸椎装具に分類されることも多い．顎部支持板，後頭部支持板および胸骨支えからなる既製硬性装具である．前胸部から顎部，後頭部への3支柱で連結されている．高さの調整は前胸部の支柱で行える．Four poster orthosis や cervicothoracic orthosis と違い，背部のパーツがほとんどないので，臥位で装着できる．仰臥位時の圧迫痛が少ないのが最大の売りであるが，現在では個人で管理するような装具として使用されることはまれである．一方，背部パーツが後頭部のみのため，後屈制動域が減少するという弱点もある．各椎間では屈曲（前屈）制限が強いといわれている．

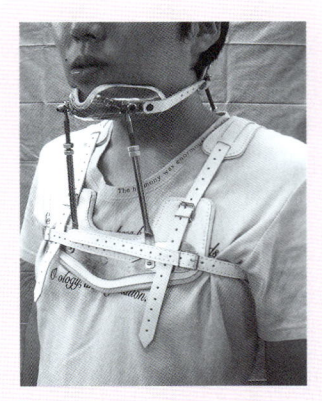

第Ⅱ章　頸椎装具・頸胸椎装具

図2　Four-poster orthosis（Becker Orthopedic Appliance Company）

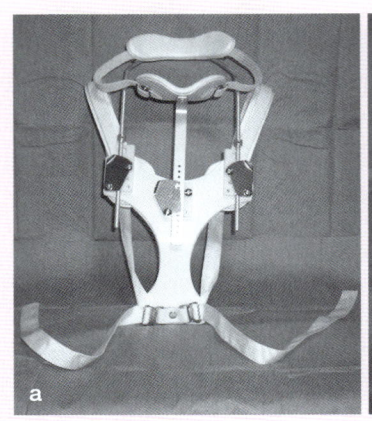

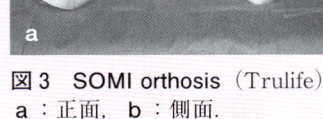

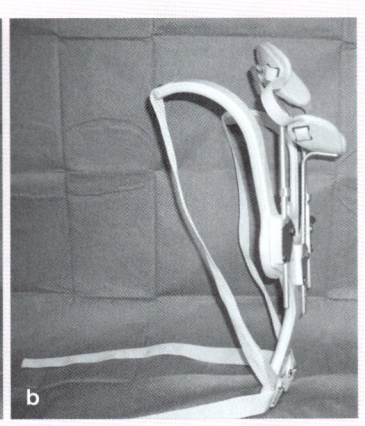

図3　SOMI orthosis（Trulife）
a：正面，b：側面．

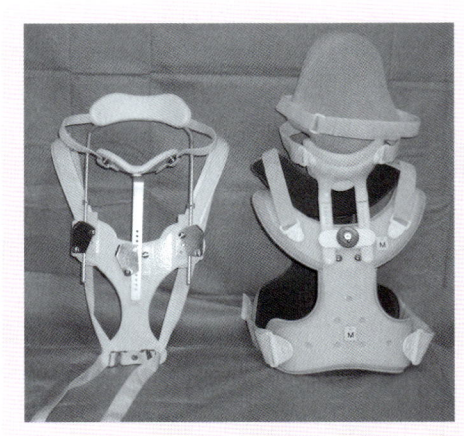

図4　SOMI orthosis（3本支柱：左）とアドフィットUDブレイス（4本支柱：右）

現在使用される支柱装具（four-poster orthosis，SOMI orthosisの亜型，派生装具）

重量が重い，当たり心地の悪さ，また金属支柱，プレートのX線透過性が悪いなどの理由から，プラスチック製の改良品が使用されている．前述の2種の特性を生かした代表的なものにアドフィットUDブレイス（アドバンフィット株式会社）がある．

1 アドフィットUDブレイス（図1，4）

SOMI orthosis型の既製硬性装具である．SOMI orthosisとの違いは，ハローベスト（halo vest）やミネルバブレイス（Minerva brace）のように，体幹部の背部パーツがあり，jacketになっていることである．SOMI orthosisが前方から後頭骨側に2本の支柱で連結される3本支柱であるのに対し，アドフィットUDブレイスは背部から後頭骨に2本の支柱で連結される4本支柱である（図4）．支柱を含め，すべてプラスチック製のため，胸部パーツがしっかりしたベストにもかかわらず，SOMI orthosisとほぼ同様の重量（約780g）である．SOMI orthosisと違い後屈制動効果も高く，金属でできているものより後頭部や喉元の圧迫痛が少ないなどの利点がある．体幹部分を除去することによりアドフィットUDカラー（アドバンフィット社）へと変更使用ができ，術後数カ月で固定範囲を縮小する際，ほかの装具に移行する必要がない．

3．支柱付き頸椎装具，支柱付き頸胸椎装具

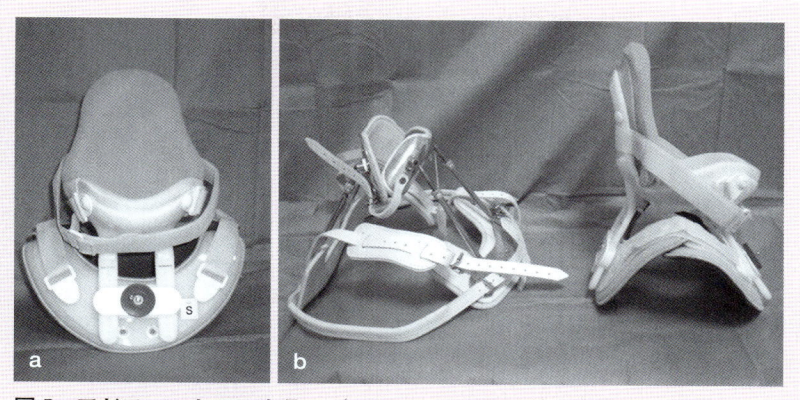

図5 アドフィットUDカラー（アドバンフィット株式会社）
a：正面，b：Four-poster orthosis（左）との比較．

表1 各種装具の頸椎前後屈の許容可動域

報告者		Fisher ら	Johnson ら	筆者ら
（計測範囲）		（Occ-C7）	（Occ-T1）	（Occ-C7）
Collar type	Soft collar		74%	
	Philadelphia collar	32%	29%	32%
	Cervical Frame Collar			26%
Poster type	Four-poster orthosis	6%	21%	
	アドフィットUDカラー			20%
	SOMI orthosis	14%	28%	
	アドフィットUDブレイス			12%
	Cervicothoracic orthosis		13%	
	Halo vest		4%	

② アドフィットUDカラー（図5）

　アドフィットUDブレイスから体幹パーツをはずしたもので，アドフィットUDカラーは以前のfour-poster orthosisと構造が似ている（図5b）．Four-poster orthosisは革と金属支柱でできているため，重量も重く，圧迫痛も強いが，アドフィットUDカラーは約500gで快適さに優れる．

制動効果

　装具を装着することによって，どの程度頸椎の可動性を抑制できるかという点は装具開発，また，装具療法を行ううえで重要である．頸椎可動性の装具による抑制効果に関してはいくつかの報告がある．最も古い装具装着時のX線評価の論文は1960年のJones[10]の各種カラーについて検討したものである．Fisherら[3]，Johnsonら[8]の報告は1977年のものであるが，現在でも引用，参考にされる．これらに筆者ら[13]の2003年の報告，また，今回新たに行ったアドフィットUDブレイス，アドフィットUDカラーの自験例の結果を含め，支柱装具を中心に各装具の制動効果を紹介する（表1）．

第Ⅱ章　頸椎装具・頸胸椎装具

1 方　法

　頸椎前後屈の可動域の計測は Kottke ら[11]，Johnson ら[8]の論文に用いられている大後頭孔底面と最下位頸椎椎体終板のなす角で計測されることが多い（図6）．頸椎の長い欧米人では後頭骨（Occ）から T1 で計測されるが，日本人では肩が重なることが多いため，Occ から C7 で計測されるのが一般的である．ほかの方法として，Colachis ら[2]は，C2 椎体上前角と T1 椎体上前角のなす角で計測している．Fisher ら[3]は，同様に C2 椎体下前角と C7 椎体下前角のなす角で計測している．また，最近では Gavin ら[4]が，optoelectronic motion measurement system という 3D 動態解析システムを用いて，装具の制動率を報告している．

2 支柱装具の制動効果

　Four-poster orthosis の制動効果の報告では，Hartman ら[7]は 5 例の計測から，頸椎全体の前後屈の許容可動域は装具装着時に約 15% になると報告している．Johnson ら[8]は 27 例の計測から 20.6% と報告している．詳細には前屈での可動域は 10.8%，後屈は 18.2%，回旋は 27.1% と効果がある．側屈においても 45.9% と比較的効果がある．Fisher ら[3]は 10 例の計測から 6.5 度（約 6%）と報告している．

　SOMI orthosis の報告では，Fisher ら[3]の 10 例の計測値からは 14.7% である．Johnson ら[8]は 22 例の計測から 27.7% と報告している．前屈での可動域は 7.2% と効果があるのに対し，後屈は後頭部のパッドとベルトのみの構造であるため，58.0% と悪く，差がある．また，側屈も 65.6% と後屈と同様に制動効果が悪い．回旋は 33.6% と比較的効果がある．

3 アドフィット UD ブレイス，アドフィット UD カラーの制動効果

　今回，われわれは頸部愁訴のない 30 例（男性

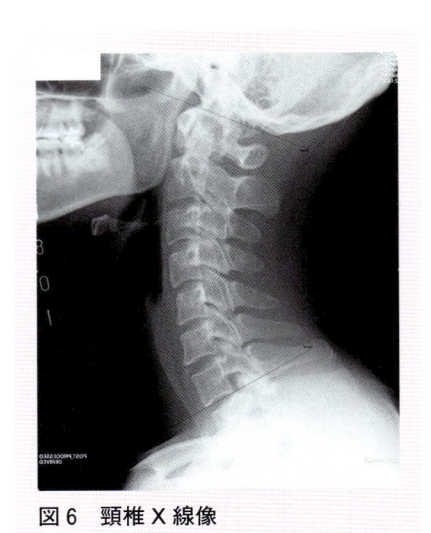

図 6　頸椎 X 線像

15 例，女性 15 例）の成人ボランティアに対し，アドフィット UD ブレイス，アドフィット UD カラーの前後屈許容域を Kottke[11]の方法で X 線撮影し，計測した．結果，アドフィット UD ブレイス装着時の前後屈可動域は 11.8% に，アドフィット UD カラーは 19.8% に制動された．**表1** の以前の報告[13]と比較すると，制動効果としては，アドフィット UD ブレイスは SOMI orthosis より高く，cervicothoracic orthosis と同等，アドフィット UD カラーは four-poster orthosis と同等といえる．また，アドフィット UD ブレイスは前屈 12.8%，後屈 11.4%，アドフィット UD カラーは前屈 19.7%，後屈 20.2% と前後屈ともに同等の制動効果があった．実際に臨床上で使用する際には，アドフィット UD ブレイスは，サービカルフレームカラー（Cervical Frame Collar）や Philadelphia collar などの collar type のものとハローベスト（halo vest）との間の制動効果をもつと考えられた．

　これらの結果から，やはり，頸胸椎装具のほうが頸椎装具より制動効果が高いといえる．

3．支柱付き頸椎装具，支柱付き頸胸椎装具

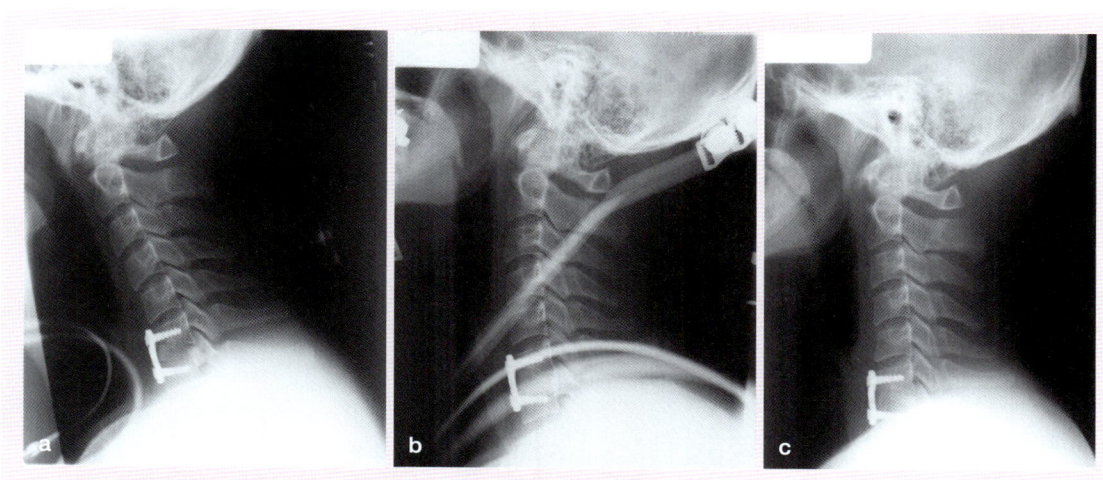

図7　後方要素の損傷がある頸椎外傷の頸椎X線中間位側面像
a：Cervical Frame Collar 装着時．後方が開大し，植骨部が短縮している．
b：SOMI orthosis 装着時．頸胸椎の範囲で固定することによりアライメントが改善される．
c：装具除去後．後方要素に損傷があり，頸椎装具ではアライメントが保てない場合には，制動効果が低く，偽関節の原因になる．したがって，頸胸椎装具を使用するべきである．

適　応

1 頸椎術後，頸椎外傷

　頸椎術後，頸椎外傷のように，頸椎可動域制限や支持を一定期間必要とする病態は，HCO，HCTO の主な適応である．頸椎手術では，頸椎前方固定術，頸椎後方固定術，後頭・頸椎固定術，環軸椎固定術など，固定術後に用いる．頸椎椎弓形成術など，頸椎の安定性を損なわない除圧のみの手術では，より簡易な装具が使用される．頸椎外傷では，安定型の骨折，不安定性の軽微な骨折（椎弓骨折，Jefferson 骨折など）が適応となる．SOMI orthosis は中下位頸椎に関して，前屈に関する制動効果が collar type より優れている．

　後方要素の損傷がある頸椎外傷で，前方のみで固定を行った場合には，頸部のみの固定（collar type）では，良好なアライメントが得られないことがある．このような場合には支柱付き頸胸椎装具が必要である（図7）．Sypert[12]は SOMI orthosis と同じ HCTO の Guilford orthosis を代表にあげ，minimal instability injury に推奨している．

　Johnson ら[9]は 1981 年の報告で，頸椎外傷の際の推奨装具を一覧にしている．この中では，halo vest や頸胸椎固定範囲の装具が多いが，現在と違い装具が多様であったことや，外傷の認識，手術法の限界，装具の材質や技術の問題が関係している．SOMI orthosis の認識としては，イェール型装具（Yale orthosis）や cervicothoracic orthosis より快適であるが，後屈制動効果がきわめて低いという結果から，伸展損傷には推奨されていない．しかし，現在ではアドフィット UD ブレイスは前述のように，軽量であり，構造上，SOMI orthosis，cervicothoracic orthosis の両方の要素を踏まえているため，適応範囲が広い．今回のアドフィット UD ブレイスの制動効果の研究と，筆者ら[14]が以前に報告した Cervical Frame Collar，Philadelphia collar の制動効果の結果を踏まえ，Johnson ら[9]が分類した外傷，報告とともに，著者が推奨する装具を示す（表2）．

表2 頸椎骨折，頸椎外傷と推奨装具

臨床状態		損傷高位	推奨装具	
			Johnson ら	著者ら
1．環椎骨折（Jefferson 骨折）	安定	Occ, C1	Yale orthosis	Cervical Frame Collar, Philadelphia collar
	不安定	Occ, C2	Halo vest	アドフィット UD ブレイス
2．歯突起骨折（Ⅱ型，Ⅲ型）		C1-2	Halo vest	Halo vest, アドフィット UD ブレイス
3．環軸椎亜脱臼（リウマチなど）		C1-2	SOMI orthosis	手術
				Cervical Frame Collar, Philadelphia collar
4．軸椎椎弓骨折（Hangman 骨折）	安定	C2-3	SOMI orthosis	アドフィット UD ブレイス
	不安定		Halo vest	Halo vest
5．屈曲損傷，中位頸椎	安定	C3-5	Yale orthosis, SOMI orthosis	アドフィット UD ブレイス
	不安定			手術
6．屈曲損傷，下位頸椎	安定	C5-T1	Cervicothoracic orthosis	アドフィット UD ブレイス
	不安定			手術
7．伸展損傷，中位頸椎	安定	C3-5	Halo vest, Cervicothoracic orthosis	アドフィット UD ブレイス
	不安定			手術
8．伸展損傷，下位頸椎	安定	C5-T1	Halo vest	アドフィット UD ブレイス
	不安定			手術

2 脊椎変性疾患

脊椎変性疾患に対しては，患者が扱いづらいため，支柱装具を装具療法として使用した報告はきわめて少ない．頸椎圧迫病変に対する保存療法では，固定範囲でいうと HCTO が使用されるのは珍しく，より簡便で管理しやすい頸椎装具（CO あるいは HCO）が使用される．

HCTO の有効性の報告では，羽場ら[5]は頸髄症 32 例に SOMI orthosis で装具療法を行った結果，JOA スコアで 1 点以上の改善がみられたものは 11 例（34.4％）であり，そのうち 10 例は 4 週間以内に改善があったとしている．適応として可動性が大きい，変性椎間が少ない，脊柱管狭窄が強くない，発症からの期間が短いなどの条件を考察し，また 4 週間以内に効果の現れないものは続行の意義がないと主張している．

注意点・留意点

1 採型

アドフィット UD ブレイスを含め，各支柱装具ともに，既製装具であり，採型は不要である．2〜4サイズあり，患者の胸囲を基準にし，選択する．顎部，後頭骨部のそれぞれの支柱の高さの調整は可能である．ある程度胸部硬性部分をモールディングすることが可能である．

2 装着開始時

Four-poster orthosis，アドフィット UD カラーでは下顎部，後頭部の支えをチェックする．肩に掛かる部分はベルトで固定されているのみであるので，適切に締めるようにする．前方，後方の支柱の高さを調整し，頸椎全体のアライメントを調整する．SOMI orthosis，アドフィット UD ブレ

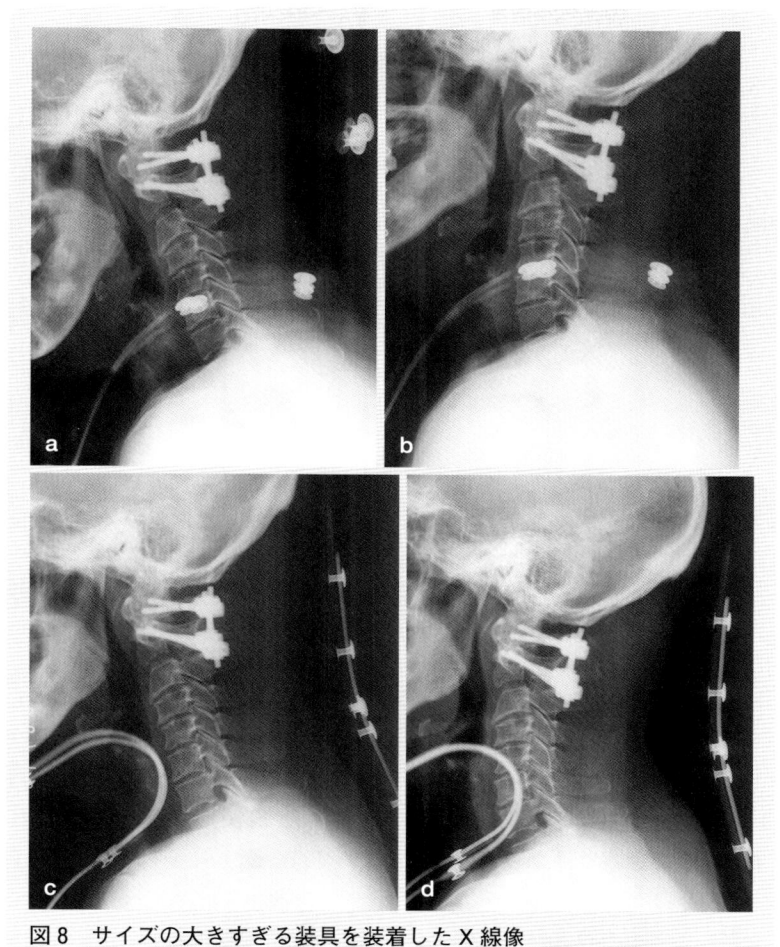

図8 サイズの大きすぎる装具を装着したX線像
a，b：サイズの大きすぎるアドフィットUDブレイス装着時
　　（a：前屈，b：後屈）．
c，d：Cervical Frame Collar装着時（c：前屈，d：後屈）．
頸胸椎装具でも大きさが合わなければ頸椎のみの固定と同等の制動効果にしかならない．

イスに関しては，まず胸部パーツを体幹にしっかり固定するため，体幹に回したバンドの強さをチェックする．次に，前方，後方の支柱の高さを調整し，下顎部，後頭部それぞれのパッドの位置と接触具合をチェックする．前方支柱を高くしすぎると，開口しにくくなる．頸椎全体のアライメントを側方から頸椎の前・後弯で確認し，高さを調整するのがよい．装着後は装具を装着した状態でX線像を撮影し，評価するべきである．Collar typeと違い，支柱装具は，自分で取り外しできないだけでなく，制動効果が高い．適応を厳選すること，治療を中断せずに済むようにできるだけ快適な装具を選択すること，指導を怠らないことが挙げられる．また，特に下方視が制限されるため，転倒しやすく，注意を与える必要がある．支柱装具は前方を顎部パッドで支えるため，顎部がこすれ，表皮剥離や褥瘡を生じやすく，注意深く観察する．

第Ⅱ章　頸椎装具・頸胸椎装具

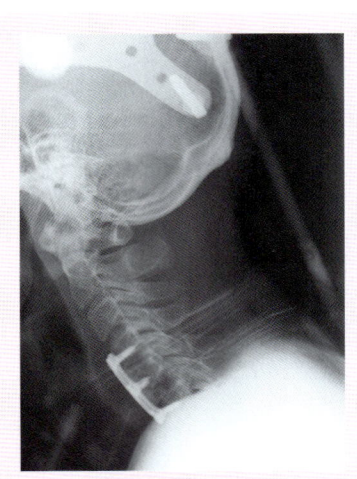

図9　Halo vest 装着時の X 線中間位側面像
装具が緩み，頭部が前方に傾いている．

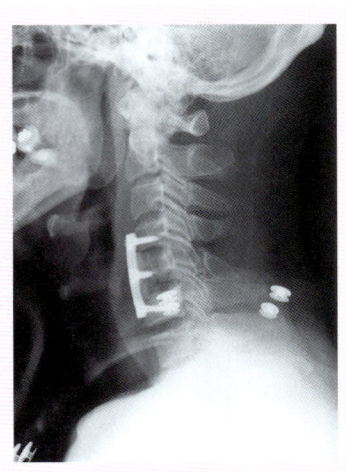

図10　Halo vest 除去後，アドフィット UD ブレイス装着時の X 線中間位側面像
支柱装具は halo vest より簡易に高さの調整ができ，正常なアライメントとなる．

　以下，著者が以前に報告した，装具選択，使用における注意点である．
　適切でないサイズの装具は，たとえ固定範囲の広い頸胸椎装具や halo vest でも，固定範囲の狭い頸椎装具より制動効果が劣る（図8）．装着時には必ず医師が確認することを怠ってはならない．
　また，頸胸椎装具の場合には，halo vest のような固定する箇所が多く，すきまや緩みができやすいものでは，制動効果が低くなる（図9）．しかし，支柱装具は halo vest と違い，ベッドサイドで外観を目安に簡単に調整できる．頸椎 X 線像で定期的にアライメントを評価し，場合により X 線透視で頸椎アライメントや可動域を確認し，装具を固定しなおすこと，あるいは装具を変更することは重要である（図10）．

歴　史

　基本的な頸椎装具は長年にわたって存在し，開発者，経緯，初出論文などをさかのぼって調べるのは困難であった．しかし，おそらく最も古く，詳しい論文の一つである 1952 年出版の American Academy of Orthopaedic Surgeons（AAOS）の書籍[1]に記載されている装具のカテゴリーでは，1899 年に紹介された hard collar type の装具である original Thomas collar のほかに，①standard types of cervical braces, ②cervicodorsal supports, ③torticollis braces に分類されている．これらの装具は，基本は前方，後方のパーツを革のストラップとバックルで締めて固定する支柱装具である．このころにすでに高さ調整のためのターンバックルや，telescoping screw が用いられた装具の記載がある．
　図2 の four-poster orthosis は Becker Orthopedic Appliance Company の Becker Swivel Cervical Orthosis, Model C-10 という装具であるが，腋窩下でストラップを締める構造はいわゆる cervicothoracic orthosis といわれているものに近い．いわゆる four-poster orthosis の前後の胸椎部プレートを簡単にベルトで固定するようになっている．Becker Orthopedic Appliance Company では

cervical neck brace を 1941 年にカタログに掲載している．図2は1950年代中ごろに，よりよい調節ができるように支柱部にスイベルポストの独自の特徴を加えられた装具である．前述のAAOSの書籍ではすでにForrester collarという4本支柱型装具が紹介されている．

SOMI orthosis は，AAOSでは紹介されていない．最も古い論文は，1977年のJohnson, Fisher のものと思われる．1946年に創業の株式会社啓愛義肢材料販売所によると，日本では1980年ごろからUnited States Manufacturing Company（USMC）から輸入し，取り扱いが始まった．現在はUSMCとSeattle Systems, Incを併合した会社であるTrulifeから輸入し，取り扱いがされている．USMCが開発して1970年から販売し，1983年に S.O.M.I. で商標登録している．

『Orthotics Etcetera』[6]では，HCTOの一つの rigid anterior-posterior-rotational-orthosis（APRO）という SOMI chest plate に four-poster orthosis を組み合わせ，さらに posterior SOMI chest plate を組み合わせた装具を新しい装具として紹介している．アドフィットUDブレイスはまさにこの装具の材質をプラスチックにしたものといえる．1991年にアドバンフィット社から，SOMI orthosisの固定性を残し，任意の肢位で角度の調整がよいこと，軽量で装着感がよいこと，回復に従い頸椎カラーとして使用できること，X線の透過性がよいことをコンセプトに，2本支柱のアドフィットブレイス，アドフィットカラーとして開発された．1994年に4支柱にし，ベスト部の裏打ちを取り外して洗濯可能にしたのが，アドフィットUDブレイス，アドフィットUDカラーである．

おわりに

Poster type の頸椎装具は，collar typeに比べ，頸部周囲の通気性がよいが，固定範囲が広く，患者本人で装着するには難しいものが多い．装具の装着時と非装着時の頸椎X線前後屈撮影の計測結果をもとに，自験例と過去の報告をまとめて検討した結果，poster type の頸椎装具は，各装具ともに，装着時に頸椎前後屈の許容可動域は20%以下に抑制され，頸胸椎装具では特に制動効果が高かった．Collar type の頸椎装具より制動効果があるといえる．Collar type の頸椎装具が頸椎術後，頸椎外傷や頸椎圧迫病変の装具療法など，多目的に使用されるのに対し，poster type の頸椎装具は頸椎外傷と頸椎術後のより強い固定を目的とする装具である．

文　献（太字番号は重要文献）

1) American Academy of Orthopaedic Surgeons：*Braces, Splints, Shoe Alterations. Orthopaedic Appliances Atlas*, Vol 1. JW Edwards, Ann Arbor, 1952
2) Colachis SC Jr, Strohm BR, Ganter EL：Cervical spine motion in normal women：radiographic study of effect of cervical collars. *Arch Phys Med Rehabil* **54**：161-169, 1973
3) Fisher SV, Bowar JF, Awad EA, et al：Cervical orthosis effect on cervical spine motion：roentgenographic and goniometric method of study. *Arch Phys Med Rehabil* **58**：109-115, 1977
4) Gavin TM, Carandang G, Havey R, et al：Biomechanical analysis of cervical orthoses in flexion and extension：A comparison of cervical collars and cervical thoracic orthoses. *J Rehabil Res Dev* **40**：527-538, 2003
5) 羽場輝夫，本間隆夫，中村敬彦，他：頸椎症性脊髄症に対する保存療法の検討 II—頸椎固定装具（SOMI）療法の適応と適用期間について．東北整災紀要 **28**：152-156, 1984
6) Harris JD：Cervical orthosis. in Redford JB（ed）：*Orthotics Etcetera*, 3rd ed. Lippincott Williams & Wilkins, Baltimore, 1986, pp100-121
7) Hartman JT, Palumbo F, Hill BJ：Cineradiography of the branced normal cervical spine. A comparative study of five commonly used cervical orthoses. *Clin Orthop Relat Res* **109**：97, 1975

8) Johnson RM, Hart DL, Simmons EF, et al：Cervical orthosis. A study comparing their effectiveness in restricting cervical motion in normal subjects. *J Bone Joint Surg Am*　**59**：332-339, 1977
9) Johnson RM, Owen JR, Hart DL, et al：Cervical orthoses：a guide to their selection and use. *Clin Orthop Relat Res*　**154**：34-45, 1981
10) Jones MD：Cineradiographic studies of collar-immobilized cervical spine. *J Neurosurg*　**17**：633-637, 1960
11) Kottke FJ, Mundale MO：Range of mobility of cervical spine. *Arch Phys Med Rehabil*　**40**：379-382, 1959
12) Sypert GW：External spinal orthotics. *Neurosurgery*　**20**：642-649, 1987
13) 山室健一，税田和夫，末永賢也，他：頸椎装具．頸髄症神経根症の保存療法のコツと pitfall. *MB Orthop*　**16**（8）：35-40, 2003
14) 山室健一，吉川一郎，星野雄一：頸椎疾患の装具―術後外固定を中心に．in 三上真弘，飛松好子，大石暁一，他（編）：最新義肢装具ハンドブック．全日本病院出版会，2007，pp38-43

II章 頸椎装具・頸胸椎装具

4 鹿児島赤十字頸椎カラー（KSカラー）

榊間春利　井尻幸成　武富栄二　小宮節郎　松田剛正

Basics & Tips

適応

- 頸椎病変を引き起こしている関節リウマチ（RA）の保存療法
- 手指や上肢の変形により市販の頸椎カラーでは装着困難なRA患者
- RA患者の頸椎手術の後療法

装着開始時のポイント（注意点）

- 自己装着が可能か？（患者に応じてターンバックルの取っ手の位置確認）
- 皮膚潰瘍の原因となるような局所的な圧迫や装着時の不快感はないか？
- 前方支柱部の高さは適切か？

治療中の留意点

　本装具（図1）は上肢機能に著しい障害があり自己装着困難なRA患者に対して，着脱の容易な頸椎カラーとして作製されたものである．RA患者の頸椎亜脱臼に対して固定性を有し，そのコンプライアンス（compliance）が高く，患者に優しい装具である．処方するに当たっては，装着方法の指導を行うとともに，病状の進行に合わせて適時装具や自己装着可能かどうかのチェックを行うことが重要である．

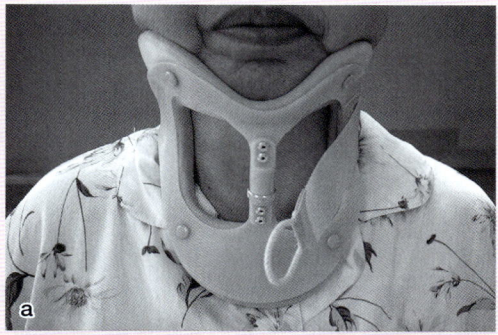

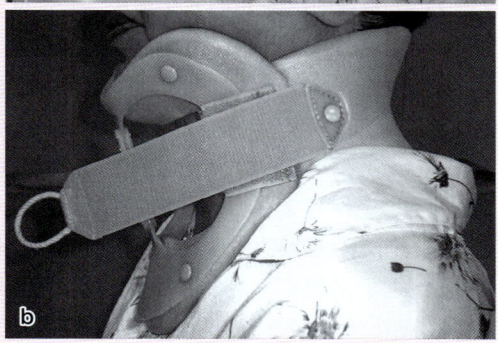

図1　KSカラー
a：正面，b：側面（文献8より転載）．

患者への説明

　本装具は脱臼に伴う局所症状の緩和や手術前後の患部の保護をすることだけでなく，自己装着可能なことが使用目的であるのを十分に理解してもらう．装着期間中に自己装着が不可能になった場合や不快感が生じた場合などには，すぐに医師あるいは理学療法士などに知らせるように指導する．

はじめに

関節リウマチ（RA）患者において頸椎病変は比較的高頻度にみられる．歯突起周囲の滑膜炎が翼状靱帯や環軸椎関節を破壊し，不安定性を生じ，前方環軸椎亜脱臼（anterior atlantoaxial subluxation：AAS）や垂直性亜脱臼（vertical subluxation：VS），さらに軸椎下に病変が広がり軸椎下亜脱臼（subaxial subluxation）などの病態を示す[1]．多くの亜脱臼患者は保存的に治療されるが，著しい疼痛を呈する場合や脊髄症状がみられる場合には，手術療法を選択されることもある．

保存的療法としての頸椎カラーはきわめて重要である[5]．頸椎カラーは頸椎の傍脊柱筋をリラックスさせ，支持性を付与することで，頸部痛を軽減できる[2]．精神的にも安心感を与え，安定感を感じさせることができる．頸椎由来の症状に対する治療としての頸椎固定の歴史は古く，すでに1967年にCailliet[3]がその有用性を報告している．以来，頸椎カラーによる局所の固定が広く行われ，さまざまな装具が考案され比較されてきた[1]．

これらの問題点を解決するため，1998年，われわれは独自に，着脱の容易な頸椎カラー（鹿児島赤十字頸椎カラー：KSカラー）を作製した（図1）．

構　造

鹿児島赤十字頸椎カラー（KSカラー）は，それぞれの患者にオーダーメイドで型取りを行い，下顎部を保持する簡易型フィラデルフィアタイプである．上肢機能に著しい障害をもつRA患者が自己着脱できるようにC型とし，側方からターンバックルタイプの取っ手を，それぞれの患者に応じて左右のいずれかに取り付ける．また，前方支柱部には高さ調整のネジを設置し，調整可能としている（図1）[8]．

理　論

頸椎カラーは頸部疾患の重要な保存的療法であり，患部の安定性のみにかかわらず，精神的な要素でも有用であることが知られている[3,4]．RA患者に対する頸椎カラーの適応は，脱臼に伴う局所症状の緩和や手術前後の患部保護にあるが，これらの症例では上肢も著しく障害を受けていることが多く，装着のcomplianceが低いことが問題となってきた．Kauppiら[6]はヘッドマスターカラー（Headmaster Collar）がAASの固定に有用であるが，患者にとって非常に受け入れにくい装具であることを報告している．市販のソフトカラー（soft collar）やフィラデルフィアカラー（Philadelphia collar）もRA患者にとっては自己着脱が困難であり，われわれはRA患者のcomplianceを高めて，かつ臨床効果のある装具の必要性を感じてきた．本項で述べたように，KSカラーはRA患者のAASに対して効果的な固定性を有し，かつそのcomplianceは非常に高いものであった[8]．取っ手の部分は左右どちらでもつけることができ，オーダーメイドで作製できる．臨床的にはRA患者の治療は，薬物療法，理学療法，作業療法，手術療法など，多彩なアプローチが必須であるが，その中で，患者にとって優しい装具療法はきわめて重要であり，その点において，KSカラーは今後に作製されるRA患者用の頸椎装具のモデルになり得ると考える．

効　果

KSカラーを用いて，制動効果，RA患者に対するcomplianceを患者立脚型アンケート調査により評価した．

4. 鹿児島赤十字頸椎カラー（KSカラー）

表1 KSカラーの可動域制限（健常人）（文献8を改変）

	屈曲	伸展	側屈 右	側屈 左
カラーなし	56	106	41	40
KSカラー	17*	39*	30*	27*
ソフトカラー	21*	22*#	21*#	24*
フィラデルフィアカラー	12*	9*#	19*#	18*#

（単位：度）
*：$p<0.05$，カラーなしとの比較
#：$p<0.05$，KSカラーとの比較

表3 各種カラーの側屈可動域（健常人）
（文献8を改変）

	右	左
カラーなし	25.6	26.4
KSカラー	11.6*	16.3*
ソフトカラー	18.1*#	19.4*
フィラデルフィアカラー	17.4*#	18.7*

（単位：度）
*：$p<0.05$，カラーなしとの比較
#：$p<0.05$，KSカラーとの比較

表2 各種カラーの椎間別可動域（健常人）
（文献8を改変）

	O-C1	C1-2	C2-3	C3-4	C4-5	C5-6
カラーなし						
屈曲	1.1	6.9	4.9	4.8	5.9	5.5
伸展	8.4	8.6	7.1	8.6	11.8	10.7
KSカラー						
屈曲	1.5	0.2*	2.0	2.1	2.4	2.1
伸展	3.6*	2.1*	2.0*	6.7	10.0	9.8
ソフトカラー						
屈曲	1.8	3.5	2.4	4.0	3.8	5.8
伸展	0.5*	0.4*	2.8*	3.8	7.0	4.8*#
フィラデルフィアカラー						
屈曲	0.7	2.7	1.2	3.7	3.6	5.0
伸展	1.1*	0.6*	2.4*	6.4	10.4	6.3*

（単位：度）
*：$p<0.05$，カラーなしとの比較
#：$p<0.05$，KSカラーとの比較

1 制動効果の評価

　健常ボランティア10例（男性5例，女性5例，平均年齢24歳）を用いて，KSカラーの頸部，頸椎運動に対する固定性を検討した[8]．比較対象として市販のソフトカラーとフィラデルフィアカラーを用いた．

　動画像処理（motion picture analysis）により，KSカラー装着あり・なしで，それぞれのボランティアが頸部の最大運動を行い，その可動域をMyosystem 1200S EMG（Noraxon USA Inc）を用いて測定した．センサーは頭部と体幹の一直線上に設置し，頸部の最大屈曲・伸展（前後屈），最大側屈をそれぞれ3回行い，平均値を算出した．

　また，単純X線学的検討として，KSカラー装着あり・なしで，それぞれのボランティアが頸部の最大運動を行い，単純X線にて側面・正面動態像を撮影した．側面像の椎間可動域測定はJohnsonら[4]の方法に準じて行った．正面像では1.5mm径のKirshnerワイヤーを両口角に固定し，計測の指標とした．

　その結果，KSカラー装着により，頸部の屈曲，伸展，側屈すべてにおいて，統計学的に有意に可動域が制限されていた．（$p<0.05$，表1）．この運動制限はほかの頸椎カラーと同等であった．KSカラーの運動制限は，非装着時と比較し，屈曲が最も大きく70％，伸展で63％，左右側屈でそれぞれ35％，27％であった．伸展と左右側屈はソフトカラーやフィラデルフィアカラーと比較し，その制限が軽度であった．

　表2に健常ボランティアの頸椎各椎間可動域を示す．これらの結果はKSカラーがその中で最もC1-2レベルの屈曲を制限していることを示している．一方，ソフトカラーやフィラデルフィアカラーは，むしろ伸展予防に機能していることがわかる．左右側屈ではKSカラーが最も可動域制限を有していた（表3）．

2 RA患者に対する有用性の検討

　RA頸椎病変罹患患者10例に対し，KSカラー装着あり・なしで，頸部の最大前後屈を行い，単純X線側面動態像を撮影した[8]．脱臼の指標として，atlantodental interval（ADI）を計測した．ま

第Ⅱ章　頸椎装具・頸胸椎装具

表4　AIMS 改変アンケート（文献8を改変）

日常生活活動	以前に使用していたカラーとの比較
1）筆記は可能ですか？ 2）鍵は容易にかけられますか？ 3）ボタンのかけ外しはできますか？ 4）薬の内服は自分でできますか？ 5）電話は自分でかけられますか？ 6）お金を手で扱えますか？ 7）台所で料理できますか？ 8）洗濯は自分でできますか？ 9）トイレでは介助が必要ですか？ 10）移動は上手にできますか？	1）KSカラーの装着は快適ですか？ 2）装着は容易ですか？ 3）ベッドで寝返りをうつとき，痛いですか？ 4）ベッドから起き上がるとき，痛いですか？ 5）ベッドから立ち上がるとき，痛いですか？ 6）ベッドから車椅子に移るとき，痛いですか？ 7）食事を取るとき，痛いですか？

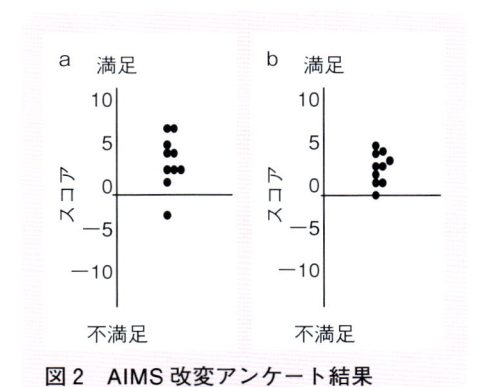

図2　AIMS 改変アンケート結果
　　（文献8を改変）
a：日常生活活動，b：以前に使用していたカラーとの比較．

た，患者立脚型アンケート調査を用いて QOL を評価するために，arthritis impact measurement scale（AIMS）[7]を改変したアンケートを使用した（表4）．

　その結果，カラー非装着時の ADI は，屈曲位で 8.8±4.5 mm，中間位で 7.6±4.8 mm，伸展位で 3.9±3.8 mm であった．KSカラー装着により屈曲制限が得られ，ADI は屈曲位で 6.8±3.1 mm，中間位で 5.3±4.3 mm，伸展位で 4.6±4.0 mm であった．Ranawat 値は非装着で屈曲位 8.7±6.7 mm，伸展位 9.3±7.1 mm であった．この値は，KSカラー装着にても有意に変化せず（屈曲位 8.4±6.5 mm，伸展位 9.1±7.0 mm），本装具に脱臼整復力はないことが示された．

　RA 患者 10 例のうち 9 例は上肢に障害を有しているにもかかわらず，KSカラーの自己着脱が可能であった．同様の自己着脱行為は，ソフトカラーでは 1 例も行えず，フィラデルフィアカラーでは 2 例の患者に可能であったにすぎなかった．AIMS 改変アンケート調査では，日常生活活動において 9 例の患者で満足が得られ，また以前に使用していた頸椎カラーとの比較において全例で満足が得られていた（図2）．

注意点・留意点

　KSカラーは上肢機能に著しい機能障害があり自己装着困難な RA 患者に対して，着脱の容易な頸椎カラーとして作製されたものである．RA 患者の AAS に対して固定性を有し，その compliance が高く，患者に優しい装具である．処方するに当たっては，装着方法の指導を行うとともに，病状の進行に合わせて自己装着可能かどうかの評価を行う．また，KSカラーの前方支柱の高さは調整可能であり，食事などの妨げにならないように調整する．

4. 鹿児島赤十字頸椎カラー(KS カラー)

歴 史

現在，日本で広く市販されている頸椎カラーとしては，いわゆるソフトカラーとして頸部の安静，筋緊張の低下を目的としたものと，フィラデルフィアカラーに代表される可動域制限を目的とした下顎骨部を固定するものに大別できる．しかし，多くの頸椎カラーを必要とするRA患者は，手指や手・肘・肩関節に重度の障害を合併しており，市販の頸椎カラーでは自己装着が困難で，complianceが低く，このために日常生活機能が低下している．

文 献 （太字番号は重要文献）

1) Askins V, Eismont FJ：Efficacy of five cervical orthoses in restricting cervical motion：a comparison study. *Spine*（*Phila Pa 1976*） **22**：1193-1198, 1997
2) Boden SD, Dodge LD, Bohlman HH, et al：Rheumatoid arthritis of the cervical spine. A long-term analysis with predictors of paralysis and recovery. *J Bone Joint Surg Am* **75**：1282-1297, 1993
3) Cailliet R：Pain in the neck and arm. Diagnosis by history and examination. *Calif Med* **108**：99-103, 1968
4) Johnson RM, Hart DL, Simmons EF, et al：Cervical orthoses. A study comparing their effectiveness in restricting cervical motion in normal subjects. *J Bone Joint Surg Am* **59**：332-339, 1977
5) Kauppi M, Anttila P：A stiff collar for the treatment of rheumatoid atlantoaxial subluxation. *Br J Rheumatol* **35**：771-774, 1996
6) Kauppi M, Neva MH, Kautiainen H：Headmaster collar restricts rheumatoid atlantoaxial subluxation. *Spine*（*Phila Pa 1976*） **24**：526-528, 1999
7) Minnock P, Fitzgerald O, Bresnihan B：Quality of life, social support and knowledge of disease in women with rheumatoid arthritis. *Arthritis Rheum* **49**：221-227, 2003
8) Sakakima H, Ijiri K, Taketomi E, et al：The trial development of an original C-shaped cervical collar (Kagoshima-sekijyuji, KS collar) for patients with rheumatoid arthritis. *J Phys Ther Sci* **17**：63-69, 2005

II章 頸椎装具・頸胸椎装具

⑤ ハローベスト（halo vest）

橋爪　洋　吉田宗人

Basics & Tips

適 応

- 頸椎（特に上位頸椎）における次の病態の保存療法もしくは周術期管理
  a. 外傷（骨折，脱臼，亜脱臼など）
  b. 炎症性疾患（関節リウマチ，感染など）
- 脊柱変形の矯正

装着開始時のポイント（注意点）

- 頭蓋骨骨折や頭蓋ピン刺入部の感染はないか？
- ハローリングとベストのサイズは適切か？（装着前に必ず頭囲と胸囲を計測する）
- 頭蓋ピン刺入位置は適切か？（前方ピンは眼窩上縁より1cm上かつ眼窩外側2/3の範囲，後方ピンは前方ピンの対角で刺入角度が頭蓋皮質に垂直となるように）
- ハローリングの設置位置は適切か？（ハローリングが全体として頭蓋骨の赤道よりも下で耳輪の約1cm上になるように）
- 頭蓋ピンを締めるトルクは適切か？（成人では6〜8 in-lbsのトルクで締め，設置後24〜48時間後に締め直すこと）

治療中の留意点

　本装具はすべての頸椎装具の中で最も強固な固定力を有することが報告されている．しかし，その固定力を過信してはならない．本装具の装着後，頸椎不安定性が適切に抑制されているかどうか評価するために臥位と立位（または座位）でX線撮影を行い，比較することが有用である．また，頭蓋ピン刺入部の感染に注意する．

患者への説明

　ベッドから起き上がるときには，頭蓋ピンへの不要な機械的刺激を緩和するために，ベッドの端から足を下に垂らして，両手を使って体幹を横向きに持ち上げるように指導する．頭蓋ピン刺入部の疼痛あるいはコツコツする感じ，持続する頸部痛，上下肢の運動や感覚に変化が生じたときには，ただちに報告させる．頭髪洗浄やベスト内部の皮膚清拭は可能であるが，裏地が水に濡れると硬化するので注意するように説明する．

5. ハローベスト（halo vest）

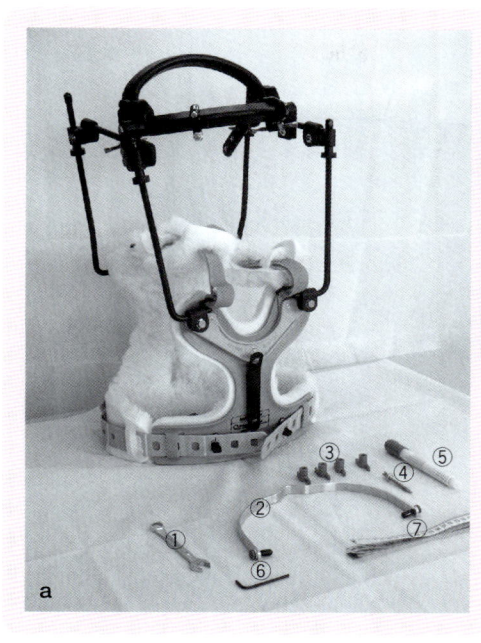

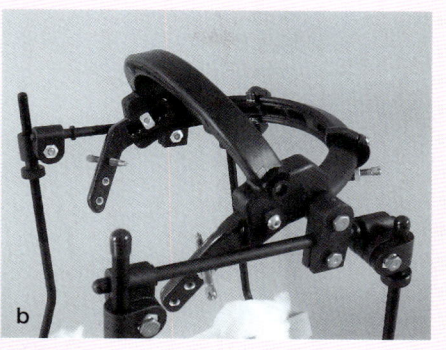

図1 ハローベストの外観
a：全体像（①11 mmレンチ，②牽引フープ，③トルク制限付きキャップ，④頭蓋ピン，⑤トルクピンドライバー，⑥六角レンチ，⑦メジャー），b：ハロークラウン® (Bremer Medical, Inc)．

はじめに

既出論文では，ハローベスト（halo vest），halo-jacket，halo-brace，halo traction apparatus，halo external apparatus など，さまざまな表記がみられるが，halo vest が最も多く用いられている．日本脊椎脊髄病学会が発行する用語集[15]では，体幹部がギプスのものをハローギプス（halo-cast），製品化され体幹部が硬性装具のものをハロー装具（halo-brace または halo-vest orthosis）と定義している．なお，慣用から「ハロー」といわれているが，正しい発音からはヘイロゥ（héilou）であり，日本整形外科学会，日本リハビリテーション学会，日本義肢装具学会の用語集では，ヘイローの表記を採用している．

概　要

ハロー（halo）とはキリスト教芸術にみられる聖人や神的人格を象徴するために頭の周囲に描いた輪（光輪）のことである．ハローベストは4本の頭蓋ピンを介してリング（ハローリング）を頭蓋骨に固定し，このリングと体幹装具（ベスト）を4本の支柱で連結し，頭蓋と体幹を固定することにより，頸椎から上位胸椎の可動性を制限するものである（**図1**）．ハローベストは特に環軸椎の屈曲・伸展に対する制動効果が優れていることなどが，X線学的検討[9]や屍体標本を用いた研究[17]で明らかにされている．ハローベストの最大の利点は強力な外固定力を有しながらも患者を離床可能とする点である[14]．日本においてはハローベスト装着中の患者は入院治療するのが通常であるが，医療保険制度の異なる海外においては通院で管理することも多い[20]．

適　応

頸椎疾患・損傷に対するハローベストの有用性については多くの報告がある．頸椎損傷では特に上位頸椎に対する固定力がほかの頸椎装具より優

第Ⅱ章　頸椎装具・頸胸椎装具

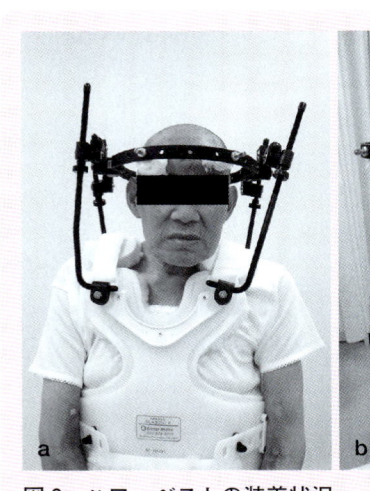

図2　ハローベストの装着状況
a：正面，b：側面．

れている[9,13,17]．ハローリングの位置は三次元的に調整可能であり，頸椎牽引力もかけられるので，ハローベストは頸椎の外傷や炎症性疾患の保存療法や周術期管理のほか，変形矯正目的にも使用される[2,3,14]．頭蓋骨骨折を伴う患者や頭蓋ピン刺入部に感染創がある患者，頸髄損傷により体幹部の感覚が脱失した患者は，相対的禁忌とされる．

注意点・留意点

1 装着開始時

治療にあたる医師はハローベストに付属する説明書を熟読し，設置とその後の取り扱いについて完全に理解する必要がある．ハローベストを装着する前には必ず頭囲と胸囲を計測する．適切なサイズのハローリングとベストは固定性を増し，合併症を減少させる[19]．

Garfinら[5]によるとハロー型頸胸椎装具装着179例中の合併症は，頭蓋ピンの緩み64例（36%），ピンの感染35例（20%），ベストによる褥瘡20例（11%），前額部の神経損傷3例（2%），嚥下困難3例（2%），ピンの頭蓋内穿孔（1%）で

あった．ピンの頭蓋内穿孔については気脳症や脳膿瘍に至ったとの症例報告があり，特に注意を要する[4,6,7]．安全な頭蓋ピン（前方ピン）の刺入位置は，前方では眼窩上縁より1cm上かつ眼窩外側2/3の範囲である．この位置は皮質の薄い側頭窩，咀嚼筋である側頭筋，眼窩，前額洞，眼窩上神経，滑車上神経を避けられる．後方ピンの刺入位置は前方ピンほど厳密でないが，ピンの緩みによるハローリングの滑脱を防ぐために，前方ピンの対角で刺入角度が頭蓋皮質に垂直であること，ハローリングが全体として頭蓋骨の赤道（頭蓋冠最大周囲径部）よりも下で耳輪の約1cm上になるようにする（**図2**）．頭蓋ピンはハローベストに付属する専用の器具（トルクレンチもしくはトルクドライバー）を用いて締める．成人では6〜8 in-lbs（678〜905 Nm）のトルクで締め，設置24〜48時間後に締め直す必要がある．ピンの頭蓋内穿孔を避けるため，決して過剰なトルクで締めてはならない．頭蓋ピンを数回回転させても締まらない場合（頭蓋内穿孔の可能性あり）やピン刺入部に感染が起こって抗生物質に反応しない場合には，抜去して別の位置に新しいピンを設置する[2,5]．11歳未満の小児では頭蓋ピン刺入前に頭

蓋CTを撮影して皮質の厚みを考慮する[23]．

ハローベストはすべての頸椎装具の中で最も強固な固定力を有することが報告されている[2]．しかし，その固定力を過信してはならない．Southwick[21]は軸椎歯突起骨折の治療に関するreviewの中でハローベストによる固定性に疑問を投じた．Kochら[11]はハローベスト装着下で臥位から座位に体位変換すると頸椎に9 kgまでの牽引力が加わるので，神経麻痺などの合併症が生じることや特定の骨折が癒合不全に陥ることは驚くべきことでないとしている．ハローベスト装着後，頸椎不安定性が適切に抑制されているかどうか評価するために臥位と立位（または座位）でX線撮影を行い，比較することが有用である[1,8,10]．また，高齢者ではハローベスト装着群は手術や頸椎カラーで治療した群に比較して肺炎もしくは心肺機能不全で死亡する確率が有意に増加することが報告されている[18]．

2 治療中

患者はハローベストの使用目的と装着後の快適性を理解すれば，ほとんどの場合には，受け入れ可能である[14]．ハローベスト装着中も可能なかぎり身体活動性を保持する．ただし，重量物挙上やジャンプ，走ることは禁止する．睡眠時は後頸部に巻きタオルを敷くと快適である．ベッドから起き上がるときには，頭蓋ピンへの不要な機械的刺激を緩和するために，ベッドの端から足を下に垂らして，両手を使って体幹を横向きに持ち上げるようにする．頭蓋ピン刺入部の疼痛あるいはコツコツする感じ，持続する頸部痛，上下肢の運動や感覚に変化が生じたときには，ただちに報告させる．頭髪洗浄やベスト内部の皮膚清拭は可能であるが，裏地が水に濡れると硬化するので注意が必要である[20]．

類似装具

ハローリングは開発当初，文字どおりリング状であったが，改良されて後方部分が開いた形状の製品（ハロークラウン®，図1b）もある．また，牽引に重点を置く場合には，リングの代わりにトング型のものがオプションとして用意されている．また，ベストによる体幹保持性と快適性を改善するために4点支持のデザイン（four-pad vest）が考案されている[12,22]．

歴　史

1930年代から頸椎損傷に対する変形矯正あるいは固定の目的で，ベッド上での頭蓋直達牽引が行われていたが，長期臥床による褥瘡や廃用性筋萎縮が問題であった．1955年にRancho Los Amigos National Rehabilitation Center（アメリカ）のNickelとPerryが，金属製の支柱を介してハローリングを石膏性の体幹ギプスに固定する方法を考案し，使用を開始した[14]．論文としては1959年に「halo traction apparatus」として『Journal of Bone and Joint Surgery（JBJS）』に紹介されたのが初めてである[16]．Nickelらは当初，ポリオによって頸筋麻痺を生じた患者に対して全頸椎固定術を施行する際の外固定としてhalo traction apparatusを使用していたが[14,16]，頸椎損傷や変形矯正におけるhalo traction apparatusの有用性が広く認識されて，ハロー装具が製品化されると，体幹部分がチョッキ型であることからハローベストとの呼称が一般的になった．

文　献（太字番号は重要文献）

1) Anderson PA, Budorick TE, Easton KB, et al：Failure of halo vest to prevent in vivo motion in patients with injured cervical spines. *Spine（Phila Pa 1976）* **16**：S501-S505, 1991
2) Botte MJ, Byrne TP, Abrams RA, et al：The halo skeletal fixator：current concepts of application and maintenance. *Orthopedics* **18**：463-471, 1995
3) Bucholz RD, Cheung KC：Halo vest versus spinal fusion for cervical injury：evidence from an outcome study. *J Neurosurg* **70**：884-892, 1989
4) Garfin SR, Botte MJ, Triggs KJ, et al：Subdural abscess associated with halo-pin traction. *J Bone Joint Surg Am* **70**：1338-1340, 1988
5) Garfin SR, Botte MJ, Waters RL：Complications in the use of the halo fixation device. *J Bone Joint Surg Am* **68**：320-325, 1986
6) Gelalis ID, Christoforou G, Motsis E, et al：Brain abscess and generalized seizure caused by halo pin intracranial penetration：case report and review of the literature. *Eur Spine J* **18**（Supple 2）：S172-S175, 2009
7) Hashimoto Y, Doita M, Hasuda K, et al：Intracerebral pneumocephalus and hemiparesis as a complication of a halo vest in a patient with multiple myeloma. Case report. *J Neurosurg* **100**：367-371, 2004
8) 橋爪　洋，吉田宗人，川上　守，他：軸椎歯突起の不安定性に対するハローベストの固定性について．中部整災誌 **48**：455-456, 2005
9) Johnson RM, Hart DL, Simmons EF, et al：Cervical orthosis. A study comparing their effectiveness in restricting cervical motion in normal subjects. *J Bone Joint Surg Am* **59**：332-339, 1977
10) Kim DH, Vaccaro AR, Affonso J, et al：Early predictive value of supine and upright X-ray films of odontoid fractures treated with halo-vest immobilization. *Spine J* **8**：612-618, 2008
11) Koch RA, Nickel VL：The halo vest：an evaluation of motion and forces across the neck. *Spine（Phila Pa 1976）* **3**：103-107, 1978
12) Krag MH, Beynnon BD：A new halo-vest：rationale, design and biomechanical comparison to standard halo-vest designs. *Spine（Phila Pa 1976）* **13**：228-235, 1988
13) Lind B, Nordwall A, Shilbom H：Odontoid fractures treated with halo-vest. *Spine（Phila Pa 1976）* **12**：173-177, 1987
14) Nickel VL, Perry J, Garrett A, et al：The halo. A spinal skeletal traction fixation device. *J Bone Joint Surg Am* **50**：1400-1409, 1968
15) 日本脊髄脊髄病学会（編）：脊椎脊髄病用語辞典，第4版．南江堂，2010, p154
16) Perry J, Nickel VL：Total cervical spine fusion for neck paralysis. *J Bone Joint Surga Am* **41**：37-60, 1959
17) Richter D, Latta LL, Milne EL, et al：The stabilizing effects of different orthoses in the intact and unstable upper cervical spine：a cadaver study. *J Trauma* **50**：848-854, 2001
18) Majercik S, Tashjian RZ, Biffl WL, et al：Halo vest immobilization in the elderly：a death sentence？ *J Trauma* **59**：350-356, 2005
19) Mirza SK, Moquin RR, Anderson PA, et al：Stabilizing properties of the halo apparatus. *Spine（Phila Pa 1976）* **22**：727-733, 1997
20) Reid B：*Your Guide to Wearing Your Halo-vest.* Bremer Medical, Jacksonville, 1993
21) Southwick WO：Current concepts review. Management of fractures of the dens（odontoid process）. *J Bone Joint Surg Am* **62**：482-486, 1980
22) Tomonaga T, Krag MH, Novotny JE：Clinical, radiographic, and kinematic results from an adjustable four-pad halovest. *Spine（Phila Pa 1976）* **22**：1199-1208, 1997
23) Wong WB, Haynes RJ：Osteology of the pediatric skull. Considerations of halo pin placement. *Spine（Phila Pa 1976）* **19**：1451-1454, 1994

第III章
側弯症装具

III章 側弯症装具

1 ミルウォーキーブレイス（Milwaukee brace）

黒木浩史　田島直也

Basics & Tips

適応

- 骨成長期にあり，柔軟性を有する特発性側弯症
- 中等度の先天性側弯症
- 症候群性側弯症
- 若年性脊柱後弯症（juvenile kyphosis, Scheuermann病）
- 麻痺性側弯症

装着開始時のポイント（注意点）

- 各構成部品が適切な部位に配置され，矯正能を発揮しているか？
- パッドによる無用な皮膚との接触が生じていないか？
- ネックリングが下顎部を圧迫していないか？
- 座位にて骨盤帯が大腿部に当たらないか？

治療中の留意点

　本装具（図1）の合併症には，圧迫に起因するものと心理的・情緒的問題がある．当然，装具による脊柱変形矯正効果を定期的に判定することも重要であるが，合併症発生には十分に注意しなければならない．皮膚，下顎部，外側大腿皮神経などへの障害のほか，患者の心の変化にも十分に配慮し，必要に応じて装具の調整や治療プログラムの変更などを行う．

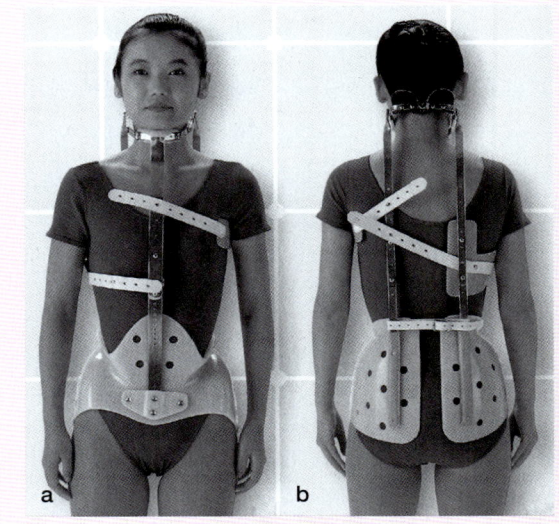

図1　Milwaukee brace の外観〔日本義肢協会（編）：体幹装具．装具編．義肢・装具カタログ．日本義肢協会，2005，p9より転載〕
a：正面．b：背面．
Milwaukee brace は，骨盤帯とネックリングを連結する前方1本，後方2本の支柱にて構成される．変形パターンに応じて必要な矯正パッドを設置し，脊柱変形の矯正を行う．

患者と家族への説明

　本装具による治療では，装具自体の受動的矯正のみならず，骨盤前傾の保持，体幹筋力の維持といった患者自身が装具内で同時に行う体操による能動的矯正が重要であることを理解してもらう．また，装具装着に関しては，骨盤帯はしっかり固定させる一方で，胸椎パッドは体が離せないほどきつく締め付けないことを指導する．
　装具療法の成功のためには，いかにコンプライ

1. ミルウォーキーブレイス（Milwaukee brace）

アンスを維持できるように装着を促すかに尽きる．患者本人ならびに保護者に装具療法の大切さを十分に説明し，加えて養護教諭はもとより学校関係者の理解と協力を得たうえで，無理なくかつ長時間の装具装着ができるよう努める．

はじめに

三次元的矯正固定が可能な spinal instrumentation の登場は，脊柱変形に対する手術成績を飛躍的に向上させたとはいえ，初期の側弯変形に対する保存療法の役割はいまだに大きい．中でも特発性側弯症に対する保存療法のうち，治療効果の示された，すなわち自然経過を変え得るものは装具療法のみであり[21,25]，現在でも有力な治療手段として位置づけられている．

脊柱変形の概念はヒポクラテスの時代から認識され，以来，数多くの矯正用装具（corrective orthosis）が作製され試みられてきた．それらの中でもミルウォーキーブレイス（Milwaukee brace）は最初の理論的装具といえる．しかし，Milwaukee brace は，装着上の難点から装着継続が困難な場合が多く，実際には，その後に開発されたボストンブレイス（Boston brace）[30]をはじめとするアンダーアーム装具（underarm brace）が汎用されている．ただし，underarm brace による T8 以上の側弯変形の矯正は難しく，いまだ Milwaukee brace に頼らざるを得ない症例もある．

構造（図1[22]）

Milwaukee brace は，骨盤帯とネックリングを連結する前方1本，後方2本の支柱にて構成されている．そして，胸椎パッド，腰椎パッドをはじめとする多様な矯正パッドが変形パターンに応じて組み合わされ，矯正能を発揮する．主な構成部品を表1に示す．

表1　Milwaukee brace の構成部品

・Pelvic girdle（骨盤帯）
・Uprights（支柱）
・Neck ring（ネックリング）
　・Throat mold（のどパッド）
　　〔Chin pad（下顎パッド）〕
　・Occipital pad（後頭パッド）
・Thoracic L pad（胸椎Lパッド）
・Lumbar pad（腰椎パッド）
・Oval pad（楕円形パッド）
・Costal margin pad
・Axillary sling（腋窩スリング）
・Shoulder ring（肩リング）
・Trapezius pad
・Pectoral pad

日本語は文献2の p159 より引用

理論（矯正原理）

変形矯正の基本原理は3点支持で，凸側では胸椎パッド，凹側ではネックリング・肩リングと骨盤帯・腰椎パッドによって水平方向への矯正力が加えられる[2]．原則，垂直方向への矯正力（牽引力）は期待できないが，仰臥位になると後方支柱のたわみにより，立位の2.5倍（約5kg）の牽引力がかかることが実験的に証明されている[9,33]．さらに，このような受動的矯正力のみならず，患者が胸椎パッドやのどパッドから体を離そうとする能動的矯正力が非常に重要で，装具内体操（装具装着下での体操）の指導も重要なポイントである．

なお，側弯症の矯正においてはカーブの大きさが影響する．Cobb 角が53度を超えるものに対しては，生体力学的に水平方向への圧迫力よりも

垂直方向への牽引力がより重要な働きを示す[31]ので、装具による進行した側弯変形への矯正効果は低くなる。また、角度が大きくなると脊柱と肋骨のなす角が急峻となるため、側方からの圧迫力が肋骨の変形を助長する可能性がある。Cobb角が40度を超す症例では、パッドが正しい位置に設置されて肋骨への悪影響がないか、十分に注意しなければならない[35]。

作製方法

　Milwaukee brace の作製にあたっては、患者それぞれに対して適合する装具を作製するため、骨盤帯については採型を行う。採型時、最も重要なポイントは、骨盤前傾を減らした骨盤帯を作製しなければならないので、両膝を軽く曲げバーに腰掛けさせる姿勢で十分な骨盤前傾をとることである。採型後、石膏モデルを作製し、それをもとにプラスチック系の熱可塑性樹脂を材料に骨盤帯を完成させる。そして、既製の支柱、ネックリングを組み上げ、各種パッドを取り付けて装具を完成させる。最終処方の前に仮合わせによる修正を行い、最良の矯正が確認できた後に装着を指示する。パッド以外の部分には十分な空隙を設け、無用な皮膚との接触を減らすとともに、体幹の側方移動が十分に得られやすくする。以下に装具の具体的なチェックポイントについて述べる。

チェックポイント (表2)[2,35]

1 Pelvic girdle（骨盤帯）

　前方支柱と肋骨まで達する腹部エプロンで下腹部を十分に押す。後方は殿部を包むように深くする（腰掛けていすから2〜3 cm）。内縁は平行にして5〜10 cm開け、鼠径部は大腿部に当たらないように調整する。

表2　Milwaukee brace のチェックポイント

1．骨盤帯
　　骨盤帯ストラップは強く締めてあるか．
　　腸骨翼を深く，左右対称に包んでいるか．
　　後方開きの間隔は狭くないか．
　　後方は深く骨盤を包んでいるか（いすから2〜3 cm）．
　　前方鼠径部は座っても大腿部に当たらないか．
　　当たって痛いところは，ほかにないか．
2．支柱
　a．前方支柱
　　下腹部を十分に押しているか．
　　深呼吸時に胸骨にわずかに当たる範囲でフィットしているか．
　　アウトリガー（前方支柱からの横バー）は，体に当たらないか．
　b．後方支柱
　　適当な間隔をもっているか．
　　垂直，平行に立っているか．
　　深呼吸時に背中にわずかに当たる範囲でフィットしているか．
3．ネックリング
　　横径は両側に指1本がやっと入るぐらいの余裕があるか．
　　後頭パッドは後頭骨を正確に受けているか．
　　前後径は適当か．
　　傾斜角は20度前後か．
　　のどパッドと顎の間隔は，指1本が入る程度か．
4．パッド
　a．胸椎パッド
　　高さは適当か．
　　側方の位置は適当か（L字の内縁が凸側後方支柱より少し内側になるのが標準）．
　　パッドの大きさ，形は適当か．
　b．腰椎パッド
　　形は適当か．
　　肋骨に当たっていないか．
　　後方に来すぎていないか．

2 Uprights（支柱）

　前方1本，後方2本．

　前方支柱はその下端が恥骨結合上縁より25 mm上方に位置するようにする。後方支柱は約15 cm間隔で平行に設置する。深呼吸時に、前方は胸骨、後方は背中にわずかに当たるくらいの形状とする。

1．ミルウォーキーブレイス（Milwaukee brace）

3 Neck ring（ネックリング）

Throat mold（のどパッド），occipital pad（後頭パッド）．

後頭パッドは左右対称に並べ，その間に後頭結節が位置するようにし，十分に寝かせる．前方はのどパッドを用い，指1本分が下顎の下に入り，のどに当たらないように調整する．横径は皮膚との間隔が1〜2 cmのものを選択し，前後に約20度傾ける．

4 Pad（パッド）

1．Thoracic L pad（胸椎Lパッド，図2a）

中位から下位胸椎カーブの矯正に用いる．L字型の縦の面で肩甲骨から肋骨の突出部を押し，下方の長方形が肋骨を押すようにする．頂椎から2椎体くらい下の肋骨で，パッドの内縁が後方支柱より少し内側になるように設置する．胸椎後弯の少ないものにはより側方に位置させ，胸椎後弯の減少を防ぐ．

2．Lumbar pad（腰椎パッド，図2b）

腰椎カーブの矯正に用いる．肋骨と腸骨稜の圧迫を避け，腰椎に最大の圧迫を加えるために三角形をしている．ずれないようにベルクロ®テープによって骨盤帯の後方部分に固定する．肋骨弓より下側方に位置し，L2，L3，L4の横突起を押すようにする．凹側には十分な余裕を作る．

3．Oval pad（楕円形パッド，図2c）

胸腰椎カーブの矯正に用いる．第10，11肋骨に力が加わるように位置を定める．

4．Costal margin pad（図2d）

肋骨の美容的な矯正を目的とし，胸椎カーブの凹側にカウンターローテーションフォースがかかるようにする．十分に小さくし，前腋窩線より前方に来るようにして能動的な側方矯正を妨げないようにする．

5 Axillary sling（腋窩スリング）

胸椎パッドのカウンターの役割をなし，また下がっている肩を持ち上げる．装具に慣れて十分に立ち直り反射が獲得できれば除去してもよい．

6 Shoulder ring（肩リング）

胸椎パッドのカウンターで，肩の挙上していないT6以上の上位胸椎カーブの矯正に用いる．

7 Trapezius pad

肩の挙上した上位胸椎カーブの矯正に用いる．肩を直接，内下方に牽引する力が加わるように位置を調整し，支柱に取りつける．

8 Pectoral pad

大胸筋拘縮のある胸椎後弯の増加した患者に用いる．前方支柱に横バーを1本，両肩を前方から押すように取り付ける．保持力は横バーを曲げることで調整する．

矯正効果・治療成績

当初，Moeら[18]はpreliminary reportの中で，平均矯正率は20%で，治療終了後平均18カ月の矯正損失は胸椎カーブで1%，腰椎カーブで5%にとどまり，Milwaukee brace治療によって矯正が得られ，それが保持されると報告した．しかし，その後の多くの追試にて，矯正効果は継続するのではなく装具除去後，徐々に装具装着前の角度に戻ることが指摘され，進行防止効果しかないことが判明した[1,6,15,16,26,36]．

なお，装具療法の効果を評価するうえで，側弯症の自然経過を変え得たかが重要な指標となる．Lonsteinら[13]は自己の自然経過に関するデータと比較しMilwaukee braceで側弯症の進行を抑えられたと述べている．さらに，underarm braceでの結果ではあるが，Fernandez-Felibertiら[7]，Nachemsonら[21]，Roweら[25]は装具療法の有効性を主張している．われわれの大阪医大式装具

第Ⅲ章　側弯症装具

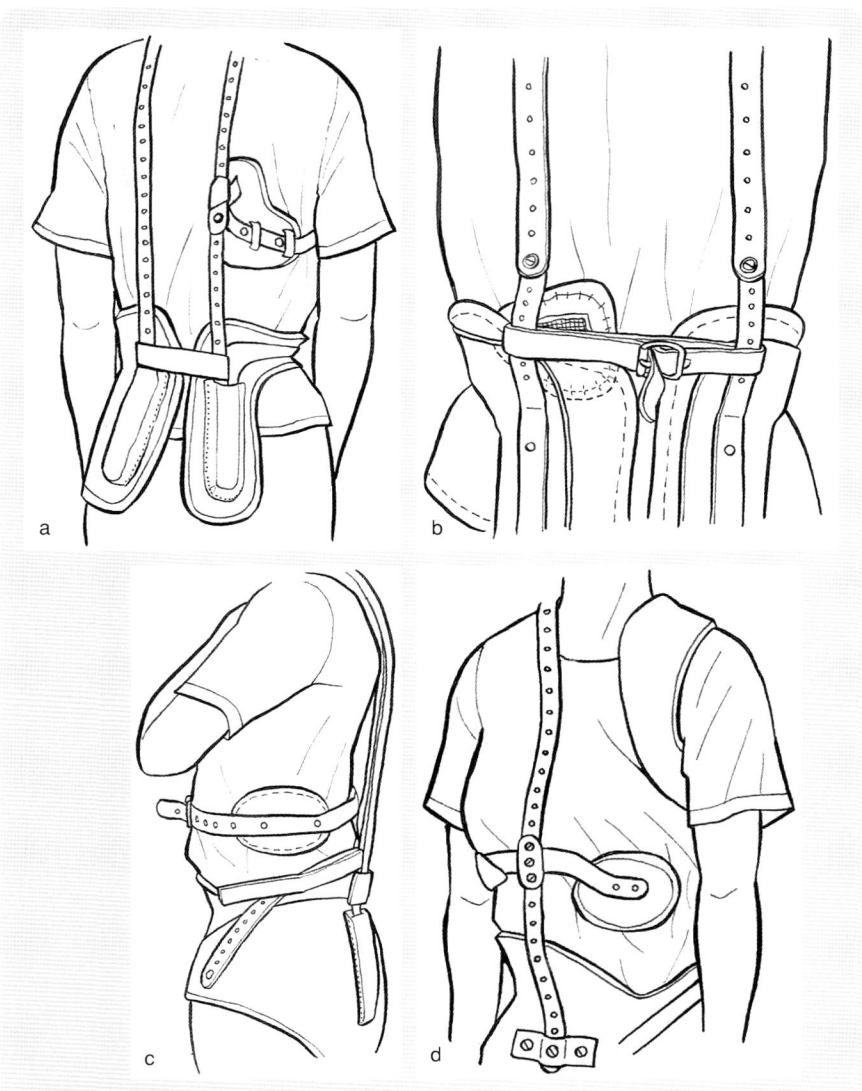

図2　Milwaukee brace の各種パッド
- **a**：Thoracic L pad（胸椎Lパッド）．頂椎から2椎体くらい下の肋骨で，パッドの内縁が後方支柱より少し内側になるようにする．
- **b**：Lumbar pad（腰椎パッド）．肋骨弓より下側方に位置し，L2, L3, L4 の横突起を押すように設置する．
- **c**：Oval pad（楕円形パッド）．第10, 11 肋骨に力が加わるように位置を決める．
- **d**：Costal margin pad．胸椎パッドの凹側肋骨に圧迫を加える．十分に小さくし，前腋下線より前方に来るようにして能動的な側方矯正を妨げないようにする．

1．ミルウォーキーブレイス（Milwaukee brace）

(OMC brace) を用いた特発性側弯症に対する装具療法においても，一定の進行防止効果が得られていた[12]．しかし，その一方で，Focarile ら[8]，Goldberg ら[10]，Noonan ら[23]，Spoonamore ら[27] は自然経過を変え得るほどの効果が認められなかったと結論している．このように装具療法の有効性に関しては，側弯症の進行を阻止し，手術例を減少させ得るという肯定的意見と，自然経過を変えず有効性がないという否定的意見の両論があり，今後さらに詳細な有効性に関するデータの蓄積が望まれる．

適 応

Milwaukee brace は，基本的には特発性側弯症に使用される．一般的な適応は，骨成長期にあり柔軟性がある，Cobb 角 45 度以内（25 度以上）の構築性の胸椎，胸腰椎カーブである．60 度以上では装具の適応はなく，速やかに手術を考慮すべきであるが，50〜60 度では柔軟性が低下して矯正力は落ちるものの，矯正が得られれば適正な時期まで手術を延ばす意味で装着を継続する価値はある[2]．

先天性側弯症に対しても中等度であれば試みてもよい．なぜなら，主弯曲の矯正は理論的に不可能であるものの，二次性の側弯のコントロールと脊柱バランスの維持に効果を発揮するからである．ただし，進行すれば躊躇なく手術に踏み切るべきである[2]．

症候群性側弯症に対しても，試みてよいとされているが，もともと進行性が高い疾患であるので，変化には十分に注意する必要がある．特に Marfan 症候群には変形進行の防止に対する有効性に限界がある[24,28]．若年性脊柱後弯症（juvenile kyphosis, Scheuermann 病）にも応用され，後弯進行の防止効果が認められている[4,19]．麻痺性側弯症にも効果があることが報告されているが，骨盤帯を下位胸椎が包まれるように延長するなどの工夫が必要である[5]．

使用方法

1 日 23 時間以上の全日装着が基本である．そして骨の成長終了後，厳密には脊柱の安定性（stabilization）を目安に少しの時間ずつ離脱を開始する[2]．われわれは，年間 1 cm 以上の身長の伸びがないこと，Risser 徴候Ⅳ以上，初潮後 2 年をもって骨の成長終了を判断している．脊柱の安定性は，装具装着時とおおよそ 3 時間装具を外した後の単純 X 線写真の比較で評価する．差がなければ，その分の時間，外すことを許可する．その後に矯正損失がなければ，一定期間ごとに外す時間を 3 時間ずつ延長し，約 1 年をかけて完全除去にもっていく．しかし，ここで注意しなければならないことは装具の離脱を急ぎすぎないことである．離脱が早すぎることで失われた矯正度はよくならないことが多い．装具療法を開始するにあたり，まず患者ならびに保護者には，治療が容易なものでなく長期にわたることを，最初から十分に認識させることが重要である[2]．

注意点・留意点

1 装着開始時

Milwaukee brace による治療は，装具自体の受動的矯正のみならず，患者自身が装具内で同時に行う体操による能動的矯正が重要である．装具内体操には大きく 2 つのポイントがあり，骨盤前傾の保持と体幹筋力の維持である．また，装具の装着に関しては，骨盤帯はしっかり固定させる一方で，胸椎パッドは体が離せないほどきつく締め付けないことを指導する．

② 治療中

装具療法の成功の鍵は，とにかくいかにコンプライアンスを維持できるように装着を促すかに尽きる．Milwaukee brace による側弯症治療のドロップアウト率は 30〜40％ と高率であるので[11,20,29,34]，装具療法の必要性に関する啓発活動のほか，正しい装具の装着指導や不具合部のきめ細かな修正を行い，装着時間を確保することが大切である．また，次に述べる合併症に対する配慮や注意を怠ってはならない．

③ 合併症

Milwaukee brace の合併症は，大きく2種類あり，1つは褥瘡，下顎の圧迫による下顎歯芽の変形（咬合不全，顎関節障害），外側大腿皮神経障害などの圧迫に起因するものと，そしてもう1つは心理的・情緒的問題である．

圧迫に関連する問題はすべての患者に少なからず認められるが，調整による除圧と皮膚の保清である程度対応可能である．顎関節の問題は初期の下顎パッドからのどパッドへの変更によって解決した[17]．また，外側大腿皮神経障害も骨盤帯の修正で十分に予防できる．

一方で心理的・情緒的問題への対応は非常に難しい[32]．Matsunaga ら[14]は種類にかかわらず装具療法を施行することで心理テストの異常者が大きく増加することを報告している．治療継続にあたっては，患者の心の変化に対する十分な配慮が必要で，患者本人ならびに保護者に装具療法の大切さを十分に説明し，加えて養護教諭はもとより学校関係者の理解と協力を得たうえで，無理なくかつ長時間の装具装着ができるよう努めなければならない．

歴 史

Milwaukee brace は 1945 年，Milwaukee の Blount と Schmidt によって開発され，当初は側弯症手術後の矯正位保持，すなわち受動的矯正と固定効果の向上が目的であった[3,17]．その後 1954 年以降，特発性側弯症の保存療法にも使用されるようになり，さらに一部の先天性側弯症や麻痺性側弯症にも適応が拡大されてきた[2]．

日本における Milwaukee brace の導入は 1960 年代に山内によって行われた．各地での講習会開催のほか，1976 年には『The Milwaukee brace』（Blount, Moe 著）の訳本[2]を出版する（ただし 1992 年に絶版）など，精力的な普及活動により全国で広く使用されるに至った．

まとめ

以上，Milwaukee brace に関して概説した．現在の側弯症治療においては underarm brace が主流であり，その処方頻度は明らかに低下している．しかし，Milwaukee brace の矯正原理は，あらゆる装具開発の基本となり，また本装具でなければ治療困難な症例も少数ながら存在すると考えられる．いかなる装具を処方するうえでも Milwaukee brace の矯正原理は熟知すべきであり，いざ必要な場合には自ら処方できる準備をしておかねばならない．

1. ミルウォーキーブレイス（Milwaukee brace）

文　献（太字番号は重要文献）

1) 新井貞男，大塚嘉則，北原　宏，他：10年以上経過観察した装具治療成績．脊柱変形　**7**：83-87，1992
2) Blount WP, Moe JH：*The Milwaukee brace*. Williams and Wilkins, Baltimore, 1973 ［山内裕雄（訳）：ミルウォーキーブレース．医学書院，1976］
3) Blount WP, Schmidt AC, Keever ED, et al：The Milwaukee brace in the operative treatment of scoliosis. *J Bone Joint Surg Am* **40**：511-525, 1958
4) Bradford DS, Moe JH, Montalvo FJ, et al：Scheuermann's kyphosis and roundback deformity. Results of Milwaukee brace treatment. *J Bone Joint Surg Am* **56**：740-758, 1974
5) Bunch WH：The Milwaukee brace in paralytic scoliosis. *Clin Orthop Relat Res* **110**：63-68, 1975
6) Carr WA, Moe JH, Winter RB, et al：Treatment of idiopathic scoliosis in the Milwaukee brace. Long-term results. *J Bone Joint Surg Am* **62**：599-612, 1980
7) Fernandez-Feliberti R, Flynn J, Ramirez N, et al：Effectiveness of TLSO bracing in the conservative treatment of idiopathic scoliosis. *J Pediatr Orthop* **15**：176-181, 1995
8) Focarile FA, Bonaldi A, Giarolo MA, et al：Effectiveness of nonsurgical treatment for idiopathic scoliosis. Overview of available evidence. *Spine*（*Phila Pa 1976*）**16**：395-401, 1991
9) Galante J, Schultz A, Dewald RL, et al：Forces acting in the Milwaukee brace on patients undergoing treatment for idiopathic scoliosis. *J Bone Joint Surg Am* **52**：498-506, 1970
10) Goldberg CJ, Moore DP, Fogarty EE, et al：Adolescent idiopathic scoliosis：the effect of brace treatment on the incidence of surgery. *Spine*（*Phila Pa 1976*）**26**：42-47, 2001
11) 菊池公男，林　一徳，篠遠　彰，他：脊柱側弯症装具治療の現状とその問題点．脊柱変形　**3**：116-119, 1988
12) 黒木浩史，公文崇詞，後藤英一，他：特発性側弯症に対する装具療法の成績—大阪医大式装具（OMC brace）を用いて．脊柱変形　**20**：102-110, 2005
13) Lonstein JE, Winter RB：The Milwaukee brace for the treatment of adolescent idiopathic scoliosis. A review of one thousand and twenty patients. *J Bone Joint Surg Am* **76**：1207-1221, 1994
14) Matsunaga S, Hayashi K, Naruo T, et al：Psychologic management of brace therapy for patients with idiopathic scoliosis. *Spine*（*Phila Pa 1976*）**30**：547-550, 2005
15) Mellencamp DD, Blount WP, Anderson AJ：Milwaukee brace treatment of idiopathic scoliosis：late results. *Clin Orthop Relat Res* **126**：47-57, 1977
16) 南　昌平：特発性側弯症に対する装具療法の治療成績—2年以上装具装着例および装具治療終了例の検討．日整会誌　**56**：471-485, 1982
17) Moe JH：The Milwaukee brace in the treatment of scoliosis. *Clin Orthop Relat Res* **77**：18-31, 1971
18) Moe JH, Kettleson DN：Idiopathic scoliosis. Analysis of curve patterns and the preliminary results of Milwaukee-brace treatment in one hundred sixty-nine patients. *J Bone Joint Surg Am* **52**：1509-1533, 1970
19) Montgomery SP, Erwin WE：Scheuermann's kyphosis—long-term results of Milwaukee brace treatment. *Spine*（*Phila Pa 1976*）**6**：5-8, 1981
20) 盛島利文，岩崎光茂，秋田　護：当園における特発性側弯症装具療法 drop out の状況について．脊柱変形　**15**：62-65, 2000
21) Nachemson AL, Peterson LE：Effectiveness of treatment with a brace in girls who have adolescent idiopathic scoliosis. A prospective, controlled study based on data from the Brace Study of the Scoliosis Research Society. *J Bone Joint Surg Am* **77**：815-822, 1995
22) 日本義肢協会（編）：体幹装具．装具編．義肢・装具カタログ．日本義肢協会，2005, p9
23) Noonan KJ, Weinstein SL, Jacobson WC, et al：Use of the Milwaukee brace for progressive idiopathic scoliosis. *J Bone Joint Surg Am* **78**：557-567, 1996
24) Robins PR, Moe JH, Winter RB：Scoliosis in Marfan's syndrome. Its characteristics and result of treatment in thirty-five patients. *J Bone Joint Surg Am* **57**：358-368, 1975
25) Rowe DE, Bernstein SM, Riddick MF, et al：A meta-analysis of the efficacy of non-operative treatments for idiopathic scoliosis. *J Bone Joint Surg Am* **79**：664-674, 1997
26) 白石英典，稲松　登，謝　典顗，他：特発性側弯症における Milwaukee brace の成績—Long-term follow up. 脊柱変形　**3**：171-176, 1988
27) Spoonamore MJ, Dolan LA, Weinstein SL：Use of the Rosenberger brace in the treatment of progressive adolescent idiopathic scoliosis. *Spine*（*Phila Pa 1976*）**29**：1458-1464, 2004
28) Sponseller PD, Bhimani M, Solacoff D, et al：Results of brace treatment of scoliosis in Marfan syndrome. *Spine*（*Phila Pa 1976*）**25**：2350-2354, 2000
29) 内山政二，中山剛男，奥村　博，他：側弯症の装具治療の問題点—Drop out 例調査からの検討．脊柱変形　**8**：64-66, 1993
30) Watts HG, Hall JE, Stanish W：The Boston brace system for the treatment of low thoracic and lumbar scoliosis by the use of a girdle without superstructure.

Clin Orthop Relat Res **126**：87-92, 1977

31) White AA, Panjabi MM：Practical biomechanics of scoliosis and kyphosis. *Clinical Biomechanics of the Spine*, 2nd ed. Lippincott Williams & Wilkins, Philadelphia, 1990, pp127-168

32) Wickers FC, Bunch WH, Barnett PM：Psychological factors in failure to wear the Milwaukee brace for treatment of idiopathic scoliosis. *Clin Orthop Relat Res* **126**：62-66, 1977

33) Yamauchi Y, et al：Forces involved in the treatment of idiopathic scoliosis with the Milwaukee brace. *1975 Symposium on Orthopaedic Biomechanics*. 1976, pp22-24

34) 山内裕雄, 浅賀嘉之：Milwaukee brace の治療成績. in 伊丹康人, 西尾篤人（編集主幹）, 井上駿一（企画編集）：脊柱側弯症と周辺疾患. 整形外科 MOOK 18. 金原出版, 1981, pp106-111

35) 山内裕雄, 浅賀嘉之：脊柱側弯症装具. 日本整形外科学会, 日本リハビリテーション医学会（編）：義肢装具のチェックポイント, 第2版. 医学書院, 1982, pp154-174

36) 山内裕雄, 浅賀嘉之, 一青勝雄, 他：Milwaukee Brace を中心とした特発性脊柱側弯症の治療（第3報）―治療終了例の検討と問題点. 日整会誌 **54**：1315-1317, 1980

III章 側弯症装具

2 大阪医大式装具（OMC brace）

藤原憲太　小坂理也　金　明博　瀬本喜啓　木下光雄

Basics & Tips

適 応

思春期特発性脊柱側弯症に使用する．
- 性成熟以前であること
- 脊柱の可撓性があること
- 構築性の胸椎弯曲，胸腰椎弯曲（主弯曲の頂椎は第7胸椎以下）

装着開始時のポイント（注意点）

- 装具による主弯曲の矯正が得られているか？
- 高位胸椎パッドによる立ち直り反射が起こっているか？
- 脊柱全体のバランスがよいか？
- 褥瘡を生じるような圧迫点がないか？

治療中の留意点

　装具完成後1カ月目に来院させ，装具の装着時間や装着状況を確認する．その後は3〜4カ月に1度の外来通院を行う．
　医師は，まずは装着時間にあまりこだわらず，患者が装具に馴れ，装具装着が苦にならなくなることを最初の目標とする．患者自身に毎日の装着時間を記録してもらう方法もモチベーションの維持には有効である．
　受診時には，患者の装具装着に伴う問題はもちろん，装具療法に直接は関係のない社会的な状況

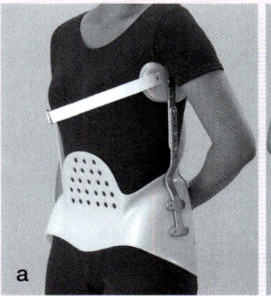

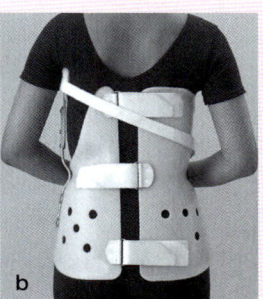

図1　OMC braceの外観（有限会社永野義肢）
a：左正面，b：背面.

（親子関係，学校のクラブ活動，何に興味があるかなど）などを細やかに問診する．装具療法に対する患者のモチベーションが現在どうあるのかを会話から洞察し，それを維持し向上させるためのコミュニケーションを欠かさないことが重要である．

患者と家族への説明

　しばしば，装具療法によって側弯が治癒すると思い込んでいる患者と両親を経験する．本装具（図1）は側弯の進行予防という効果は期待できるが，側弯を治癒せしめる効果はないことを，装具療法を提案した時点で十分に説明しておく必要がある．また，装具療法が無効である症例もあること，その場合には進行の程度によっては手術的治療の適応となり得ることも説明しておく．いずれにせよ，定期的な診察が重要であることを強調しておきたい．
　思春期の患者にとって，出口のない装具療法は

心理的に悪影響を及ぼす可能性がある．本文中に示した装具脱の条件は，必ず明確に理解できるまで説明する．診察のたびに今後の装具装着期間について見込みを言及することは，装具療法による患者への心理的影響を軽減させると考える．

はじめに

脊柱側弯症の装具療法は古い歴史をもち，これまでに数多くの装具が考案されてきた．その中で近年標準的な装具として広く用いられてきたのはミルウォーキーブレイス（Milwaukee brace）である[1,2,11]．

しかし，この装具は頸胸腰仙椎装具（cervico-thoracolumbosacral orthosis：CTLSO）と呼ばれ，外観もネックリングが服で隠れず，思春期の患者にとっては装着継続が困難な場合が多かった．これに対して近年，よりコンパクトで外観も目立たないさまざまな胸腰仙椎装具（thoracolumbosacral orthosis：TLSO）が考案されている．これらはアンダーアーム装具（underarm brace）とも呼ばれ，現在の側弯症装具（orthosis for scoliosis）の主流となっている[16]．

ここでは，その一つである大阪医大式装具（Osaka Medical College brace：OMC brace）について述べる．

歴 史

大阪医大式装具は，1970年代にいくつかのプロトタイプを経て大阪医科大学の小野村らによって考案・開発された．本装具の目的は，①脊柱バランスの改善および弯曲の矯正と保持，②回旋変形の矯正，③立ち直り反射による上位代償弯曲の矯正，④装具の簡易化および軽量化，⑤作製・装着の簡易化，⑥日常生活動作制限の軽減である．初出論文は1978年の日本整形外科学会誌52巻9号である[3]．

構 造

本装具は骨盤帯と金属性の支柱（Milwaukee braceに準じてupright barと呼んでいる）とその上端に高位胸椎パッド（high thoracic pad）を有し，このパッドの前後にストラップがあるだけのシンプルな仕様である（図2）[4,12]．

理論（矯正原理）

本装具に特徴的な矯正原理は，骨盤帯の支持と弯曲部への圧迫による3点支持の原則による矯正と，いわゆる立ち直り反射を利用した高位胸椎パッドによる上位の代償性カーブの矯正であり，この2つを併せ持つことである[14,15]．

矯正効果・治療成績

ほかの装具と同じく胸腰椎カーブ（thoracolumbar curve）に特に効果的であり，初期矯正も良好で，側弯の進行を防止する効果がある．また，上位胸椎カーブ（thoracic curve）に対しても高位胸椎パッドによる立ち直り反射で矯正と進行防止の効果が期待できる[5,8,17]．一方，胸椎カーブ（single/double major）に限定すると，装具療法の有効性は確認できなかったとの報告[7]もある．本装具による初期矯正率は40％近くあるが，治療終

2．大阪医大式装具（OMC brace）

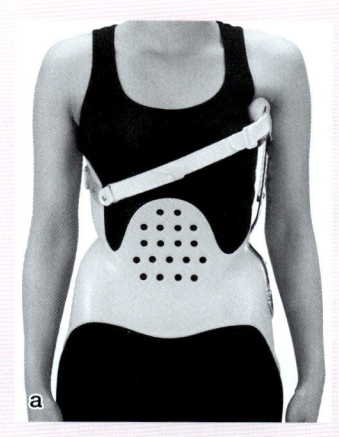

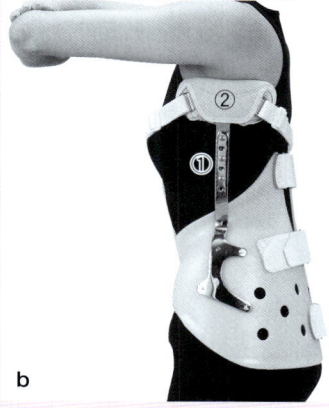

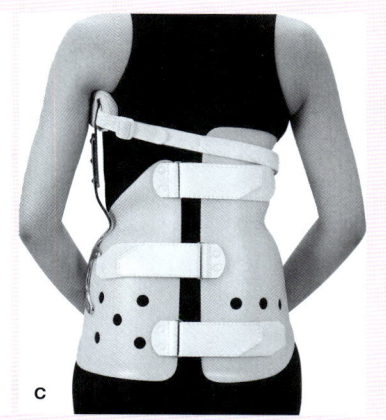

図2　OMC brace の外観（川村義肢株式会社）
a：正面，b：側面，c：背面．
骨盤帯に支柱（upright bar：①）を立てて胸椎弯曲を起こすとともに，支柱につけられた高位胸椎パッド（high thoracic pad：②）に乗りかかるような反射を誘発して，さらに上位の胸椎弯曲にも矯正効果が得られるように意図している．

了後1年以上経過した症例の弯曲改善率は約7%である．装具療法は側弯の進行予防に効果はあるが，大幅な弯曲の改善は期待できないことを認識しておかなければならない．装具の有効性に関しては今後も一つ一つ症例を集めて検討していく必要がある．

適　応

原則として思春期特発性側弯症に使用する．適応は性成熟以前で，脊柱の可撓性があり，Cobb角25～45度以内の構築性の胸椎弯曲，胸腰椎弯曲である．ただし，主弯曲の頂椎は第7胸椎以下で，本装具の矯正原理から上位胸椎と頭頸部の立ち直りがある程度期待できる症例に限られる．

注意点・留意点

1 採型・処方時

作製方法のポイントを採型から完成まで順に述べる（主弯曲が胸椎右凸で上位胸椎と腰椎に左凸の代償弯曲が認められる側弯症に対する採型例）．

1．採型準備

基本的には裸に，ストッキネットを袖なしのワンピース様に加工したものを着せる（図3）．

2．採型台と採型の位置

採型時の姿勢を保つため，左右2本の支柱の間に高さ調整の可能な座位保持用のバーと，左右の支柱に上肢を一定の位置に保持するため，高さと回旋の調整が可能なバーを有する採型台（図3a, b）を使用している．

1）ポイント

座位保持用のバーを，膝関節・股関節が軽度屈曲する高さに調整する．両下肢は肩幅ぐらいに軽く開き，顎を引き前方を注視させ，腰椎前弯を減少させるように骨盤前傾をとる．

3．マーキング

ストッキネット上に恥骨上縁，左右の上前腸骨棘，腸骨稜，胸骨剣状突起，大転子，殿溝，胸椎・腰椎弯曲への圧迫の部位と範囲をマーキングする（図3c）．マーキングには水性ペンを用い，陰性モデルを経て陽性モデルに転写し修正時の参考と

第Ⅲ章　側弯症装具

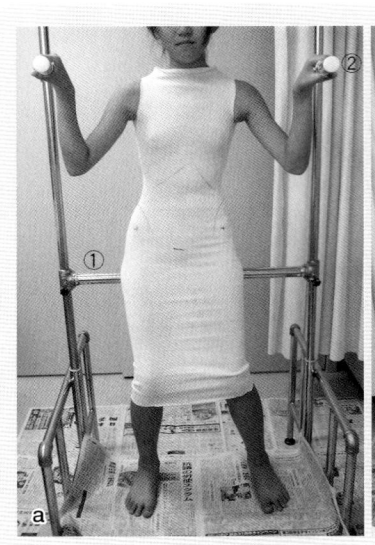

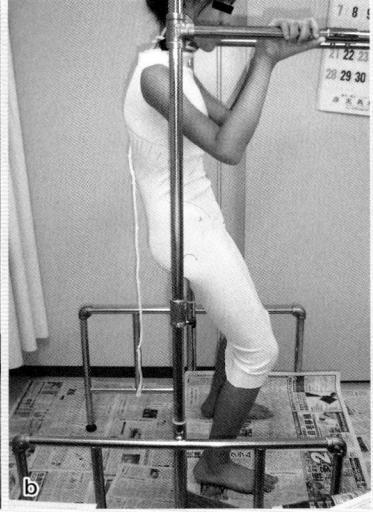

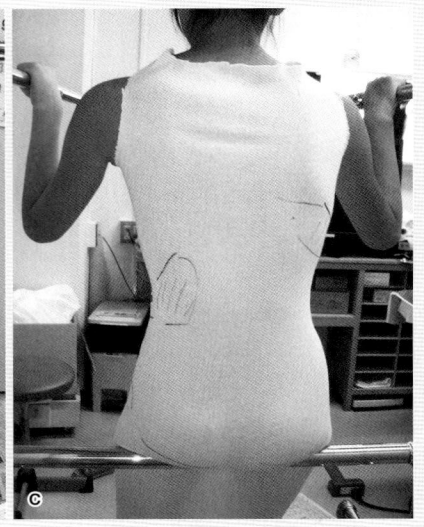

図3　採型台とマーキング
a，b：高さ調整の可能な座位保持用のバー（①）と，左右の支柱に上肢を一定の位置に保持するため，高さと回旋の調整が可能なバー（②）を有する採型台.
c：胸椎・腰椎弯曲への圧迫の部位と範囲のマーキング.

する．

4．骨盤帯の採型

2人の採型者が前後に分かれて行う．骨盤が左右に傾斜していないことを確認しながら，腸骨稜を確実にモールドする．腹筋を収縮させながら手掌にて下腹部を恥骨から上方へ持ち上げるようにして押さえ込む．

1）ポイント

腸骨稜をモールドした後で，次のステップである腰椎弯曲の矯正がしやすくなるように，右の腸骨の部分に，ギプス刀を用いて縦にスリットを短冊状に入れておく（図4a）．

5．腰椎弯曲部の採型

第5腰椎が仙椎より左に傾いている場合には，右方向へ側屈させたり，または肩の高さを水平に保たせながら，体幹を右側へシフトさせて腰椎弯曲を矯正しながらギプスを巻き上げる．その際，腰椎弯曲の頂椎の横突起部を後側方から両母指を用い十分に押し込むように圧迫して矯正を行う（図4b）．

1）ポイント

①骨盤が傾斜しないように前から腸骨稜をしっかり保持する．
②腰部隆起を認める場合には，後述の主弯曲部の採型のときと同じように，回旋を加えて腰部背面がフラットになるようにする．
③腰椎弯曲の圧迫部の直上の部分は主弯曲の矯正をしやすくするため，ギプス刀で縦にスリットを短冊状に入れて，十分に開放しておく．

6．主弯曲の矯正と採型

肋骨隆起がなくなり左右の背面が同一面になるまで患者自身に回旋させる．これを容易にするためには図4c，dのように，右手は座位保持のためのバーを握らせ，左手は右の上肢保持用のバーを握らせる．

次に体幹を左に側屈させ側弯の矯正を行う．胸椎部の圧迫は肋骨を介して行う．肋骨は背部から外下方に走行するので，後側方から圧迫する場合には，椎体レベルより2椎体ほど下方に圧迫点が位置することに留意する．

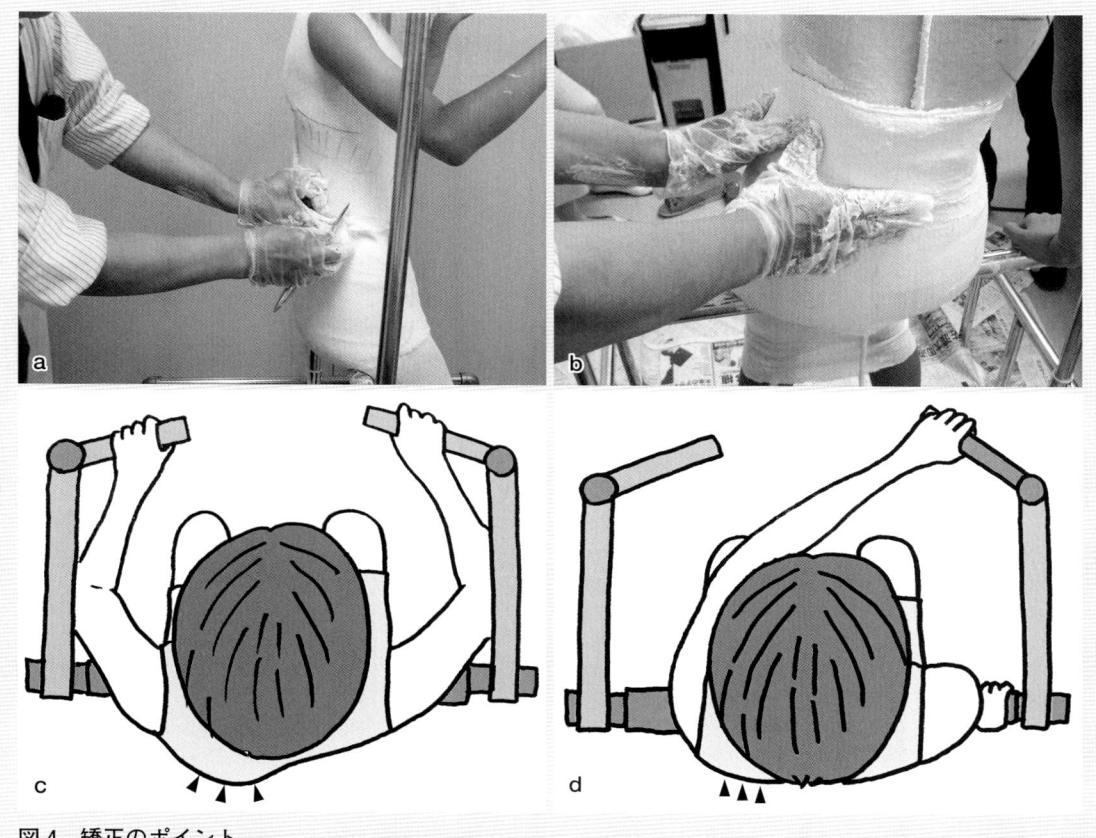

2．大阪医大式装具（OMC brace）

図4　矯正のポイント
a：ギプス刀にて縦にスリットを短冊状に入れておく．
b：腰椎弯曲の頂椎の横突起部を後側方から圧迫して矯正を行う．
c，d：肋骨隆起（cの矢頭）がなくなり左右の背面が同一面になる（dの矢頭）まで患者自身に回旋させる．

1）ポイント

左への側屈は，理論的には胸椎弯曲の頂椎が正中線上に来るまで行うが，実際には胸郭の右外側縁が骨盤の外側縁よりも2，3 cm内側に入る程度を目安にすればよい．

7．高位胸椎パッドの位置決め

ギプス硬化後に採型台から立たせて，主弯曲部の圧迫点より頭側の部分をトリミングし，上位体幹の戻りを妨げないようにする．左腋下に手を当てて押しながら，全体のバランスをみて支柱の長さと高位胸椎パッドの大まかな位置を決定する（図5a）．

8．陽性モデルの作製

採型後に石膏の陽性モデルを作製し，削り修正・盛り修正を加えた後，熱可塑性の素材を用い真空圧着にて骨盤帯を成型する．その後，支柱，高位胸椎パッドおよびパッド用スリングを取り付け完成させる．作製の詳細は渡邉ら[18]，増成[10]の報告に記載されている．

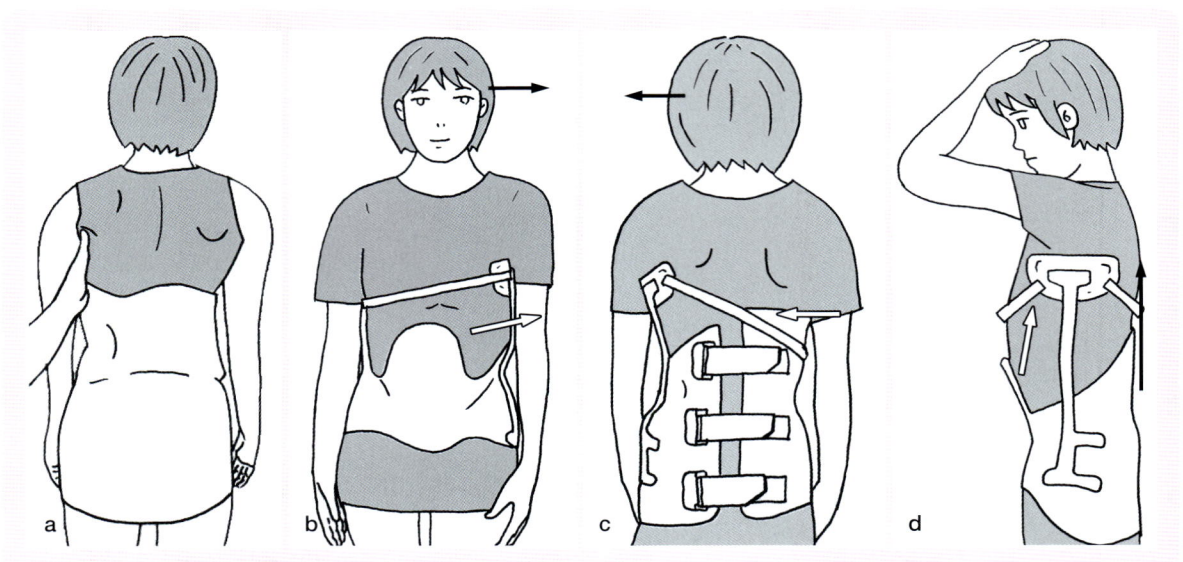

図5 高位胸椎パッドの位置決めと装具完成時のチェックポイント
a：左腋下に手を当てて押しながら，全体のバランスをみて高位胸椎パッドの大まかな位置を決定する．
b：装具による主弯曲の矯正と高位胸椎パッドによる脊柱全体のバランスがとれているか，胸郭は開放されているか（白矢印），立ち直り反射は起こっているか（黒矢印）．
c：中位胸椎以下の弯曲に対して矯正力がうまく働いているか（白矢印），頭部が自然に高位胸椎パッドを乗り越えるような反応が起こっているか（黒矢印）．
d：エプロンはなだらかに立ち上がり（白矢印），脊椎の伸び上がり（黒矢印）を誘発しているか．

9．仮合わせ

本装具のチェックポイントを表1に示す．装具の左の腰椎圧迫部と右の胸椎上端に鉛のマーキングを施したうえでX線撮影を行い，装具内での主弯曲の矯正度と代償性弯曲の変化，および脊柱全体のバランスを確認する．

装具内での初期矯正は理想的には50％以上が望ましいが，遠藤ら[5]，黒木ら[8]の報告にもあるように，本装具の平均的な初期矯正率である約40％以上の矯正が得られていれば装具としての目的を達していると考える．

10．完　成

装具のチェックポイントを再確認し（図5b, c, d），仮合わせ時に修正が必要だった部分の改善がなされているかを確認する．完成後も再度X線撮影を行い，矯正率を含め問題点がないかを確認する．

2 装着開始時・治療中

装着後は1カ月目に来院させ，装具の装着状況をチェックする．装着状況に問題がなければ，その後は3～4カ月に1度，X線撮影によるコントロールを行う．

装具の装着時間はRisser徴候Ⅲまでの患者の場合には，原則として全日（23時間：体操と入浴以外）装着するよう指導する．Risser徴候Ⅳ以上では日中（16時間以上）装着を原則とする．黒木ら[8]は1日の本装具の装着時間が長いほど治療効果が高く，1日13時間以上の群で装具療法の成功率が有意に高いことを報告している．

指示したとおりの装着ができているかどうかの判断のポイントを表2に示す．特に近親者と患者本人の装着状況についての話の食い違いに留意する．

装具脱の条件（表3）が揃えば装具療法を段階

2．大阪医大式装具（OMC brace）

表1　OMC brace のチェックポイント

1．骨盤帯
　①上前腸骨棘，腸骨稜を圧迫していないか
　②腸骨稜直上部の入り込みは適度で十分に腸骨を把持しているか
　③装具前面は左右の上前腸骨棘と恥骨前面で作られる面がほぼ平面となっているか
　④装具前面の下端は恥骨上縁付近にあるか
　⑤下肢を屈曲したとき装具前面下部に当たらないよう，鼠径部をトリミングできているか
　⑥左右の上前腸骨棘を結ぶ線からはじまるエプロンは，胸骨剣状突起へ向けてなだらかに立ち上がっているか．エプロンの大きさ，しなりが適当で，腹圧が頭側へ導かれ，無理なく胸郭と体幹が伸び上がっているか
　⑦エプロンの高さは胸骨剣状突起の数 cm 下方にあるか
　⑧骨盤帯の側方動揺を防ぐため，装具の端が大転子の上方を軽く被うようにトリミングされているか
　⑨骨盤帯後方が殿筋を圧迫しすぎて股関節の伸展を阻害し，体幹が前かがみになっていないか．座位で座面に装具が当たっていないか
　⑩腰椎弯曲部に対して横突起部を正確に圧迫しているか．腰椎弯曲の圧迫面が広すぎて第 12・11 肋骨を圧迫していないか
　⑪腰部隆起の矯正が行われているか
　⑫腰椎弯曲の凹側が十分に開放されているか
　⑬腰椎前弯の減少が得られているか
　⑭胸椎弯曲の凹側が十分に開放されているか．特に胸郭の右前方，左後方が開放され呼吸を妨げていないか
　⑮肋骨隆起の矯正が行われているか

2．支柱・高位胸椎パッド
　①高位胸椎パッドの大きさは胸郭より突出していないか
　②支柱が体幹に当たっていないか
　③立位にして観察し，パッドに体が寄り掛かっていないか
　④前後屈しても前後のストラップによりパッドが体幹から離れないか

表2　装具装着状況の判断のポイント

①装具を持ってきたか
②装具を着けてきたか，着けて帰るか
③1人で装具がつけられるかどうか
④装具の汚れ方，壊れ方
⑤圧迫部の皮膚の状況
⑥装着状況についての患者と近親者の話の食い違いがないか

表3　装具脱の条件

①年間1 cm 以上の身長の伸びがないこと
② Risser 徴候がIV以上であること
③初潮または声変りから2年～2年半以上経過していること
④性成熟が十分であること
⑤弯曲が5度以上進行しないこと
⑥診察日の10日前から装具脱とし，装具脱と装具装着のX線像でCobb角の差が5度以内であること

的に終了する．
　装具療法における合併症としては，まず装具圧迫による褥瘡がある．本装具により最も褥瘡を生じやすいのは胸椎・腰椎の圧迫部である．フェルトを貼付したり，その厚さを減じたりの工夫をしている．しかし，矯正に欠かせない部位なので，何らかの皮膚症状の出現は少なくないが，大きな問題となることはない．極端に強く装具を締め付けていないかなど，日ごろの装着状態や同部の皮膚の発赤，色素沈着に留意するよう指導する．
　次なる問題は，思春期の患者の装具装着による心理的影響である．小野村ら[13]はアンケート調査を行い，本装具で治療した患者の親の印象として，約3割の患児が装具装着により何らかの心理的な影響を受けていると感じていたことを報告した．思春期という多感な時期に行う装具療法には心理面に関する細やかな配慮が必要である．

まとめ

 以上,実際に本装具を処方するポイントを概説した.装具療法は年単位の長期にわたるため,この期間中に患者および家族に治療への意欲を持続させることは非常に困難である[6,9].装具療法の効果を期待するためには,装具そのものの形態や機能だけでなく,装着する患者とそれを取り巻く医師,コメディカル(看護師,義肢装具士など),家族,友人,教育関係者との円滑なコミュニケーションや,それにより生まれる相互の理解と協力が重要である.

文 献 (太字番号は重要文献)

1) Blount WP, Schmidt AC, Keever ED, et al:The Milwaukee brace in the operative treatment of scoliosis. *J Bone Joint Surg Am* **40**:511-525, 1958
2) Blount WP, Schmidt AC, Keever ED, et al:Making the Milwaukee brace. *J Bone Joint Surg Am* **40**:526-624, 1958
3) 遠藤 紀,小野村敏信,山本 定,他:側弯症に対する Underarm Brace の適応.日整会誌 **52**:1259-1261, 1978
4) 遠藤 紀,小野村敏信,山本 定,他:側弯症に対する Underarm Brace の適応(第2報).日整会誌 **53**:1176-1178, 1979
5) 遠藤 紀,小野村敏信,山本 定,他:大阪医大式装具(OMC-brace)による側弯症治療.in 伊丹康人,西尾篤人(編集主幹),井上駿一(企画編集):脊柱側弯症と周辺疾患.整形外科 MOOK 18.金原出版,1981, pp134-149
6) 遠藤 紀,小野村敏信,渡辺秀男,他:側弯症の装具療法における問題点の検討.日整会誌 **57**:1100, 1983
7) 平野 徹,佐藤 剛,伊藤拓緯,他:思春期特発性側弯症に対する装具療法の検討―胸椎カーブのみに限定して.脊柱変形 **22**:47-53, 2007
8) 黒木浩史,公文崇詞,後藤栄一,他:特発性側弯症に対する装具療法の成績―大阪医大式装具(OMC brace)を用いて.脊柱変形 **20**:102-110, 2005
9) 黒木浩史,久保紳一郎,帖佐悦男,他:特発性側弯症における装具装着状況の検討.脊柱変形 **22**:42-46, 2007
10) 増成基之:OMC 型側弯治療用ブレースの製作.日本義肢装具技術者協会会報 **6**:1-10, 1980
11) Mellencamp DD, Blount WP, Anderson AJ:The Milwaukee brace treatment of idiopathic scoliosis:late results. *Clin Orthop Relat Res* **126**:47-57, 1977
12) 小野村敏信,遠藤 紀,山本 定,他:側弯症に対する Underarm Brace の作成と適応.中部整災誌 **21**:1164-1166, 1978
13) 小野村敏信,岩井宏次:脊柱側弯症の学校検診と治療.整・災外 **32**:141-149, 1989
14) 小野村敏信,吉田悌二郎:側弯症装具―最近の動向.加倉井周一,渡辺英夫(編):義肢・装具.別冊整形外科 **4**:193-203, 1983
15) 小野村敏信,渡辺秀夫:側弯装具(scoliosis orthosis). in 川村次郎,竹内孝仁(編):義肢装具学.医学書院,1992, pp296-311
16) 瀬本喜啓,藤原憲太,阿部宗昭:特発性側弯症に対する装具療法.脊椎疾患の装具療法.義装会誌 **19**:187-190, 2003
17) 瀬本喜啓,小坂理也,山田将雄,他:大阪医大式装具(OMC brace)による脊柱側弯症の治療.日整会誌 **73**:S146, 1999
18) 渡邉秀雄,小野村敏信,石川正樹,他:大阪医大式 Underarm Brace(OMC-brace)の製作と側弯症治療について.義装会誌 **2**:113-124, 1986

III章 側弯症装具

❸ ボストンブレイス（Boston brace）

長谷川和宏

Basics & Tips

適応

- 思春期特発性側弯症
- 中位胸椎から高位腰椎に主カーブの頂椎が存在するCobb角30～50度の進行性側弯症

装着開始時のポイント（注意点）

- 本人と家族が装具療法の意義を理解しているか？
- 装具が当たって痛い部位はないか？
- 立位脊柱バランスはよいか？

治療中の留意点

- 装着時間の確認ができているか？
- 装着困難・拒否がないか？
- 装着時間が不十分な場合には，その理由は何か？

患者と家族への説明

- 装具療法は，進行性側弯症において手術療法を回避し得る唯一の保存療法であることを理解させる．装具療法の意義を患者と家族が十分に納得できるまで，繰り返し説明する．
- 装具療法は，意義が理解できないと，ドロップアウトしたり，側弯症治療そのものに対して否定的意識を持ったりしてしまう危険性があるので，無理強いを避けることが肝要である．

はじめに

脊柱変形に対する治療選択肢は，経過観察，装具療法，および手術療法の3つである．装具療法は，軽度から中等度の側弯症において効果が証明されている唯一の保存療法である．1960～1970年代の装具療法の主流であったミルウォーキーブレイス（Milwaukee brace）は頭頸部から骨盤までの主に牽引力を駆使する矯正装具で，その有効性は多くの研究で明らかにされた．しかし，軽度から中等度の側弯症においては，頭頸部-骨盤間の牽引力が重要ではない生体力学的根拠が示され[10]，また上部構造（super structure）の外観ゆえに次第に時流に合わなくなった．より簡素な外観や製作および装着における簡便性が追究された結果，開発されたのがアンダーアーム装具（underarm brace）である．アメリカのボストン小児病院においてHall医師を中心に開発されたボストンブレイス（Boston brace）は，この先駆けであり，中位胸椎以遠に主カーブの頂椎が存在する

第Ⅲ章　側弯症装具

図1　Boston brace の矯正原理

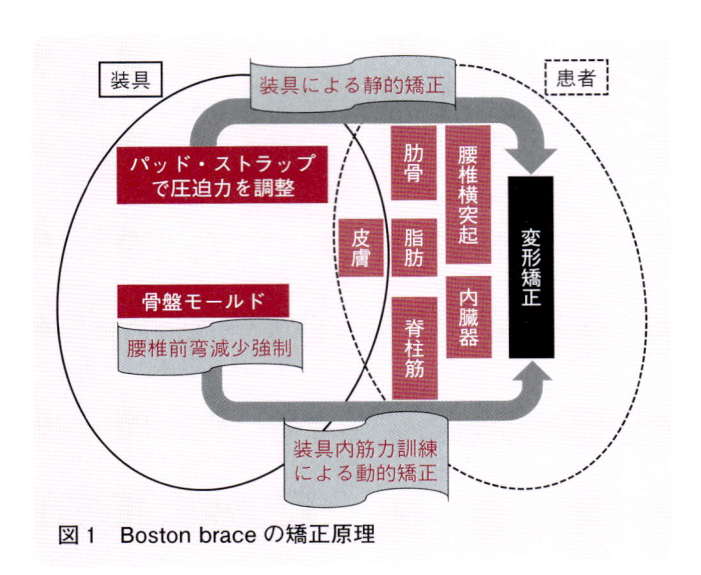

特発性側弯症に有効であることが示された[2]．本稿では，Boston brace の矯正原理を中心に述べる．

構造と矯正原理

Boston brace は，背部に開口部を有する既製品の胸腰仙椎装具（thoracolumbosacral orthosis：TLSO，トータルコンタクト装具）で，原型（original）は Milwaukee brace のような上部構造がなく，簡素な外観である．

その矯正原理は，以下の3つである（図1）．
①骨盤モールドでしっかりと骨盤部を把持
②腰椎前弯の減少を強制するようなモールドとパッドを介しての胸腰椎隆起（hump）への圧迫力による主カーブ矯正（静的矯正）
③装具装着下での体幹筋力訓練による矯正（動的矯正）

矯正の基盤は骨盤モールドである（図2a）．Lindh ら[4]は，Boston brace による脊柱矢状面形状の変化と変形矯正との関係に着目して装具療法下のX線学的検討を行い，骨盤モールドによる腰椎前弯を減少させる形状が，腰椎パッドによる矯正効果を引き出し，さらに，胸椎後弯の減少とともに胸腰椎側弯・回旋変形を矯正[1]する coupling 効果を示した（図2b, c）．Coupling 効果とは，ある一つの運動軸における回旋運動は，ほかの運動軸における一定の回旋運動を引き起こすという現象である[7]．正常胸椎では側屈すると凹側に椎体が回旋するが，側弯変形では凸側に向かって椎体が回旋，すなわち右胸椎カーブの場合には，頂椎の椎体は右に向かって回旋することが知られている[9]．この現象は，牽引力を用いなくても，回旋変形を矯正すれば側弯が矯正されることを示唆している．装具療法は，hump 部のパッドを介する圧迫によって脊柱変形頂椎部への回旋矯正力を加えるものである．Boston brace の腰椎前弯を減少させる形状は，腰椎横突起に対するパッドでの圧迫力を強めて，腰椎回旋を矯正させる効果を期待している．

以上の装具による静的な矯正力に加えて，装具装着下の運動を励行する．通常，装具圧迫部から体幹を離すような矯正運動，体幹筋力増強訓練，股関節伸展訓練を行い，装具治療によって引き起こされる脊柱筋の廃用性筋萎縮を予防し，装具下

3. ボストンブレイス（Boston brace）

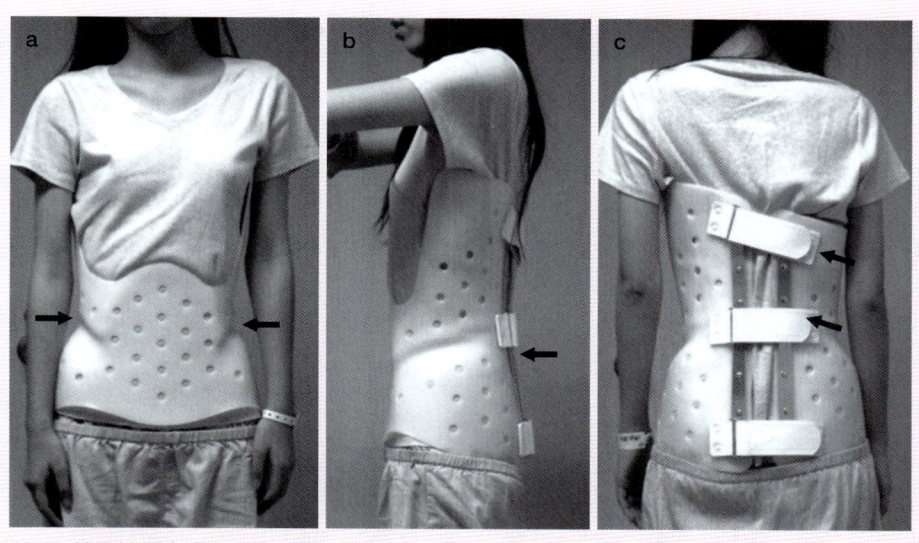

図2 特発性側弯症の典型的な右胸椎カーブに対する Boston brace
a：正面．骨盤モールドが矯正の基盤となるので，両側腸骨稜部の採型（矢印）は重要．
b：側面．腰椎部側弯矯正のために腰椎前弯を減少させるように型取りする（矢印）．
c：背面．開口部にアルミ製支柱を取り付け，3つのストラップで，圧迫程度を調整する．Hump に対してパッドを介して圧迫力を加える（矢印）．

の動的な矯正効果増強を期待するものである[2]（**図1**）．側弯が軽度で可撓性が高いほど矯正効果が期待できる．

矯正効果・治療成績

欧米では，Boston brace による装具療法は盛んに行われ，その成果が示されている．Willers ら[8]は，装具療法を開始して平均8年半を経過した25例をX線およびCTを用いて解析した結果，最終調査時には Cobb 角，頂椎の側方変位および回旋変形，肋骨隆起のいずれも有意には改善していなかったが，変形の進行は予防し得たと報告している．Scoliosis Research Society によって主導された Cobb 角 25～35 度の思春期特発性側弯症 286例（平均年齢 12歳7カ月）における経過観察例（129例）と underarm brace による装具療法例（111例）の前向き調査では，経過観察のみによる成功率（Cobb 角6度未満の進行）が 34％であったのに対し，装具療法による成功率が 74％であり，装具療法は明らかに効果があると結論された[5]．

装具療法の効果は，装着時間が大きく影響する．終日装着できなかった例でも終日装着した例と比べて効果は同様との報告もあるが[2]，温度センサーとデータ集積装置を内蔵させた装具で装着時間を検討した研究によると，患者や家族によって申告された装着時間は，過大に評価されていることがわかった[6]．ほかの装具と同様に，Boston brace も装着時間が長ければ長いほど有効で，1日 12 時間以上装着して初めて明確な矯正効果が期待できるので[3]，患者と家族に装具療法の意義と装着方法をしっかりと理解させることが重要である．

注意点・留意点

1 採型

　Boston brace の原型は既製品なので，採型・製作に時間がかかるオーダーメイドの TLSO に比べ，短時間で納入・装着できる．しかし，患者の体型，側弯の形状，カーブの大きさは個々の症例で異なるので，筆者は，ほかの underarm brace と同様に，型取りをして石膏モジュールを作製している．出来たモジュールで仮合わせをし，圧迫部位を確認し，トリミングする．最後に支柱およびパッドを取り付ける．Hump 圧迫部のパッドは厚さ 5 mm の発泡ネオプレン製スポンジを表面繊維生地で処理してベルクロ®を貼り合わせたものを，圧迫力と患者の感触に応じて 1～3 枚使用する (**図 2**)．仮合わせでは，必ず数時間装着してみて，当たって痛い部位がないかを確認する．少しでも違和感を感じる部位があれば修正する．

2 装着開始時

　装着開始 1 カ月後に診察し，圧迫部位の痛み，皮膚の状態を確認する．再来予定日前でも，皮膚に違和感があれば，すぐに受診するように指導する．筆者は，被曝を極力減少させるために装具装着下での X 線撮影は行わない．年齢や進行度に合わせて，治療開始後 3～6 カ月毎に，装具非装着下に立位 2 方向 X 線撮影をし，矯正効果あるいはカーブの進行の有無を詳細に検討する．

　装具治療開始後，Cobb 角 40 度を超える進行性側弯については，装具療法に固執せず，手術療法を考慮する．

装具療法終了時期

　装具療法終了時期は，身長の伸び止まりと Risser 徴候 V を目安としているが，通常，特別な理由がなければ高校卒業時まで継続する．

まとめ

　思春期特発性側弯症の治療において大切なことは，まず進行性側弯症を早期に発見し，装具療法を開始することである．幸い日本では，側弯症検診による早期発見，装具による初期治療が確立されつつある．装具療法を一度開始したら，骨性成長終了までしっかりと装具を装着させることが重要である．Boston brace は，ほかの underarm brace に比べて外観上受け入れやすく，矯正効果および矯正位保持効果がある．Boston brace の使用に当たっては，その矯正原理をよく理解して治療を開始することが肝要である．

文　献（太字番号は重要文献）

1) Aaro S, Burstrom R, Dahlborn M：The derotating effect of the Boston brace：A comparison between computer tomography and a conventional method. *Spine*（*Phila Pa 1976*）　**6**：477-482, 1981
2) Emans JB, Kaelin A, Bancel P, et al：The Boston bracing system for idiopathic scoliosis. Follow-up results in 295 patients. *Spine*（*Phila Pa 1976*）　**11**：792-801, 1986
3) Katz DE, Herring JA, Browne RH, et al：Brace wear control of curve progression in adolescent idiopathic scoliosis. *J Bone Joint Surg Am*　**92**：1343-1352, 2010
4) Lindh M：The effect of sagittal curve changes on brace correction of idiopathic scoliosis. *Spine*（*Phila Pa 1976*）　**5**：26-36, 1980
5) Nachemson AL, Peterson LE：Effectiveness of treatment with a brace in girls who have adolescent idiopathic scoliosis. A prospective, controlled study based on data from the Brace Study of the Scoliosis Research Society. *J Bone Joint Surg Am*　**77**：815-822, 1995
6) Nicholson GP, Ferguson-Pell MW, Smith K, et al：The objective measurement of spinal orthosis use for the treatment of adolescent idiopathic scoliosis. *Spine*（*Phila Pa 1976*）　**28**：2243-2250, 2003
7) Panjabi MM, Brand RA, White AA：Three dimensional flexibility and stiffness properties of the human thoracic spine. *J Biomech*　**9**：185-192, 1976
8) Willers U, Normelli H, Aaro S, et al：Long-term

3. ボストンブレイス (Boston brace)

results of Boston brace treatment on vertebral rotation in idiopathic scoliosis. *Spine* (*Phila Pa 1976*) **18**:432-435, 1993

9) White AA : Kinematics of the normal spine as related to scoliosis. *J Biomech* **4**:405-411, 1971

10) White AA, Panjabi MM : The clinical biomechanics of scoliosis. *Clin Orthop* **118**:100-112, 1976

第Ⅳ章
胸椎装具・胸腰仙椎装具

IV章 胸椎装具・胸腰仙椎装具

① フレームコルセット（frame corset）

長谷川雅一　市村正一　里見和彦

Basics & Tips

適応

・骨粗鬆症性椎体骨折に対する保存療法
・腰痛や神経障害を有する脊椎変性疾患（腰部脊柱管狭窄症，腰椎椎間板ヘルニア，変性すべり症など）の保存療法
・脊椎手術の後療法

装着開始時のポイント（注意点）

・胸郭部，腸骨稜，背部がしっかりコンタクトし，3点固定が得られているか？
・マジックテープ®でしっかり圧迫固定され，体幹にコンタクトされているか？
・腹部は開放され，圧迫感が解消されているか？
・皮膚への局所的な圧迫を受けていないか？

治療中の留意点

フレームコルセット（図1）は軟性コルセットと比較して装着感が不快であるため，コンプライアンスの向上が最も重要である．したがって，患者にフレームコルセット療法の必要性を十分に理解させる．また，コルセットを緩めに装着すると体幹固定性が損なわれるため，マジックテープ®でしっかり固定するなど，正しい装着方法を指導する．

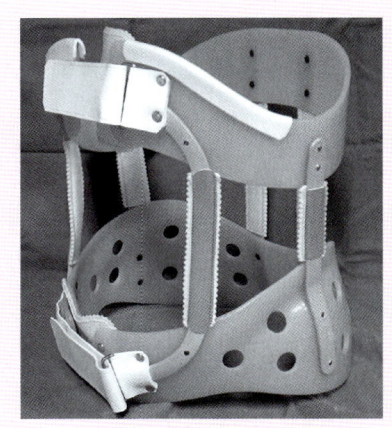

図1　杏林大式フレームコルセット

患者への説明

フレームコルセットは正しく装着することで体幹の制動効果を得ることができる．したがって，フレームコルセット装着の必要性と正しい装着方法をしっかり指導し，理解してもらうことが重要である．フレームコルセットは骨盤帯と胸郭部の全体をしっかりホールドするようにマジックテープ®で締める必要がある．また，座位では適切な位置からずれることもあり，起立時には骨盤帯にきちんと合わせるように指導する．また，フレームコルセット装着期間は疾患により異なるが，骨粗鬆症性椎体骨折の場合には，おおむね3〜4カ月が必要であり，あらかじめ患者に説明しておくことも大切である．

1. フレームコルセット（frame corset）

はじめに

われわれは，さまざまな脊椎疾患に対し保存療法や手術の後療法の一つとして体幹装具を用いている．装具療法は歴史的には紀元前から行われ，現在用いられている多くのコルセットも，19世紀～20世紀前半に考案されたものが多く使用されている．

体幹装具は，固定範囲により胸腰仙椎装具（thoracolumbosacral orthosis：TLSO）と腰仙椎装具（lumbosacral orthosis：LSO）があり，さらに硬性型と軟性型に分けられる．特に硬性型にはさまざまな種類があり，フレームコルセット（frame corset）もその一つに含まれる．

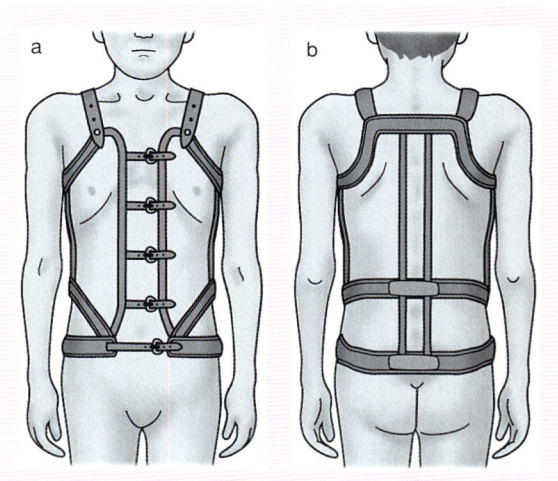

図2 スタインドラー型胸腰仙椎装具
a：正面，b：背面．

分類

現在，硬性胸腰仙椎装具としてモールド式胸腰仙椎装具（molded type TLSO），ジュエット型装具（Jewett orthosis）[6]，テイラー型装具（Taylor orthosis）[9]などが，側弯症装具としてミルウォーキーブレイス（Milwaukee brace）[1]やボストンブレイス（Boston brace）[10]などが使用されている．フレームコルセットは，名前のように金属枠などによるフレーム構造を有するコルセットであり，現在用いられているタイプではスタインドラー型胸腰仙椎装具（Steindler type TLSO）がその原型と考えられる．Steindlerら[8]は，1939年に同装具を側弯症の治療装具として報告したが，その後に脊椎カリエスや脊椎骨折などにも使用されるようになった．その特徴は2本の骨盤支持帯と2本の後方支柱および側方支柱で支えられた構造で，強固な脊椎支持性が得られる[7]（図2）．フレームコルセットの固定力は強く，モールド装具に次ぐ固定力とされており，硬性体幹装具（rigid spinal orthosis）の代表である．現在では，より加工しやすいプラスチックを骨盤帯として用いることが多い．また，ジュエット型装具やテイラー型装具も一部にフレーム構造を用いており，これらもフレームコルセットの一亜型と考えられる．われわれは，これらのコルセットの使用経験から改良を加え，現在の杏林大式フレームコルセット[4]を使用している．

杏林大式フレームコルセットの構造

杏林大式フレームコルセット（図1）は骨盤帯と胸郭部をポリエチレン製のパッドを用いて全体をホールドし，後方，前方，側方をそれぞれ支柱で強固に固定している．これにより，胸郭部，腸骨稜，背部での3点固定が得られる．かつフレーム構造にして腹部を開放することで，腹部の圧迫感を解消し，逆流性食道炎などの消化器症状の軽減を図っている．

治療成績

われわれは，骨粗鬆症性椎体骨折（osteoporotic vertebral fracture：OVF）に対するフレームコルセット（以下 H 型）と軟性コルセット（以下 S 型）を比較した[3]．

1 方　法

約 2 週間の入院安静臥床後，安静時痛の改善を確認してコルセットを装着し離床した．原則的に胸椎から第 2 腰椎までの骨折には TLSO を，第 3 腰椎以下の骨折には LSO を処方した．

コルセットは起き上がり動作時痛の消失と X 線上の骨癒合，または MRI 上の椎体の等信号化を確認して装着の終了を許可した．

2 結　果

偽関節発生率は，H 型 11/74 例（14.9％），S 型 8/26 例（30.8％）で両群間に有意差がなかったが，S 型で高い傾向を示した．

圧縮率については，H 型は 1 カ月後も椎体高が維持され，以後も緩やかに圧潰が進行したのに対して，S 型は 1 カ月後に急速に圧潰が進行していた．後弯角の変化については，H 型は安静臥床による矯正位が離床後早期では保持され，その後 6 カ月まで徐々に初診時の値に復するのに対して，S 型は離床直後から後弯が増大していた．

われわれの結果からは，S 型では体幹の制動効果が低く，初期の安静，固定効果が不十分であったと考えられ，H 型の成績が優れていた．Buchalter ら[2]は，装具による脊椎の制動について，硬性胸腰仙椎装具が S 型より胸椎の屈曲・伸展，側屈，回旋の運動制限効果が高いことを報告している．

装具は，適応疾患の病態に応じて適切な構造を持つものを選択しなければならない．OVF に対しては S 型よりも H 型が用いられるべきである．しかし，われわれの H 型でも骨折椎体の圧縮や後弯の進行を十分には防止できず，OVF に対する外固定装具の限界も考えられた．その一因としてコンプライアンスの問題も考えられるため，いかに適切な装具の装着率を向上させるかが，OVF の保存治療成績を向上させる要因である．今後は患者サイドに立った満足度などの調査による検討が必要である．

適　応

体幹装具の使用目的は，体重の免荷，脊椎運動の制限，脊椎変形の矯正・予防であり，疾患によって異なるため，用いる装具は適切に選択する必要がある．体幹装具は，脊椎変性疾患（腰部脊柱管狭窄症，腰椎椎間板ヘルニア），OVF，脊椎側弯症の保存療法，脊椎手術の後療法などに用いられ，それぞれの疾患の特徴に応じた工夫がなされている．すなわち，脊柱管狭窄症には伸展方向への動きの制限を目的としたウイリアムス型装具（Williams orthosis）[11]が用いられ，椎間板ヘルニアには腹腔内圧を上昇させ脊柱の支持性を図るために軟性コルセットが選択されている．一方，側弯症には Milwaukee brace，Boston brace などの矯正機能を持たせた装具が用いられている．

フレームコルセットは硬性支柱と骨盤帯で体幹を強固に固定することにより，体幹の支持と運動制限を目的としたコルセットであり，さまざまな脊椎疾患に用いられている．中でも近年，高齢者に多い OVF への使用経験が多く報告されている[3,5]．OVF の保存療法は，早期診断と初期の安静，そして適切な外固定が重要である．現在，各種の外固定法が使い分けられているが，それぞれの適応は明らかにされていない．OVF の免荷については，ジュエット型装具の 3 点支持の理論が脊椎のアライメント保持に有効と考えられているが，高齢者の後弯変形に対しては長時間の装着や

脱着の困難さをよく経験した．そこで，現在，われわれはOVFに対し積極的にフレームコルセットを使用している．また，OVF以外でも脊椎固定術後などに体幹制動を目的として用いている．

注意点・留意点

1 採　型

フレームコルセットは特に骨盤帯の採型が重要である．上前腸骨棘，腸骨稜と胸椎帯を正確に採型した後で，体幹の採型を行う．OVFの場合には，極端な伸展位を取らずにリラックスした自然な立位での採型を行う．胸腰椎移行部のOVFには，前方は胸骨体部，後方は肩甲骨下部までを固定範囲とする．胸郭部，骨盤帯には薄いポリエチレン製のパッドを当て，皮膚の圧迫感を軽減する．

2 装着開始時

完成後には必ず医師が装着状態をチェックし，圧迫の程度，全体のアライメントを確認することを疎かにしてはならない．そして，患者にはフレームコルセット装着の必要性，重要性を繰り返し説明することが肝要である．コンプライアンスが不良であればフレームコルセットの効果は発揮できず，われわれはコンプライアンスを向上するための工夫を考えなければならない．

おわりに

今回，フレームコルセットについて，その概要を解説した．フレームコルセットを用いたOVFに対する保存療法の治療成績は軟性コルセットと比較し骨癒合の点でより有効であった．一方で，フレームコルセットであっても，骨折椎体の圧壊や後弯変形など治療の限界もあり，今後コンプライアンスの向上などが改善すべき課題である．

文　献（太字番号は重要文献）

1) Blount WP, Schmidt AC, Keever ED, et al：The Milwaukee brace in the operative treatment of scoliosis. *J Bone Joint Surg Am* **40**：511-525, 1958
2) Buchalter D, Kahanovitz N, Viola K, et al：Three-dimensional spinal motion measurements. Part 2：A noninvasive assessment of lumbar brace immobilization of the spine. *J Spine Disord* **1**：284-286, 1989
3) 長谷川雅一，市村正一，里見和彦，他：骨粗鬆症性椎体骨折のコルセット療法による治療成績．日脊会誌 **16**：191，2005
4) 長谷川雅一，市村正一，里見和彦，他：骨粗鬆症性椎体骨折の治療成績とX線所見における予後不良因子の検討―硬性フレームコルセットを用いて．骨・関節・靭帯 **18**：383-388，2005
5) 伊藤康夫，長谷川康裕，戸田一潔，他：骨粗鬆症性椎体骨折に対する保存療法．日整会誌 **77**：S229, 2003
6) Jewett EL：A light hyperextension back brace. *J Bone Joint Surg Am* **19**：1128-1129, 1937
7) 川村次郎，川村一郎：体幹装具．in 日本義肢装具学会（監），加倉井周一（編）：装具学，第2版．医歯薬出版，1990, p127
8) Steindler A, Hamsa WR, Cooper W：The compensation-derotation treatment of scoliosis. *J Bone Joint Surg Am* **21**：51-58, 1939
9) Taylor CF：On the mechanical treatment of Pott's disease of the spine. *Transactions of the Medical Society of the State of New York* **6**：67-87, 1863
10) Watts HG, Hall JE, Stanish W：The Boston brace system for the treatment of low thoracic and lumbar scoliosis by use of a girdle without superstructure. *Clin Orthop Relat Res* **126**：87-92, 1977
11) Williams PC：Lesions of the lumbosacral spine part II. Chronic traumatic (postural) destruction of the lumbosacral intervertebral disc. *J Bone Joint Surg Am* **19**：690-703, 1937

IV章 胸椎装具・胸腰仙椎装具

② リュックサック型体幹装具

佐藤貴一　白土　修

Basics & Tips

適　応

- 腰部変性後弯症（いわゆる「腰曲がり」）を呈する高齢者
- 自覚症状として，腰背部痛，腰背部重苦感を訴える患者
- 腰曲がりにより，立位・歩行などの日常生活活動障害（ADL障害）を伴う患者

装着開始時のポイント（注意点）

- 腰仙椎装具部分は適合しているか？
- リュックサック部分の肩ベルトの位置，固定性は適合しているか？
- リュックサック部分の負荷量（重錘の重量）は適合しているか？

治療中の留意点

装具装着時には，時に不快感（窮屈，重苦しさ，汗ばみなど）を訴える場合がある．これらの不快感は本装具の装着を遠ざけるため，再診時におけるチェックと動機づけは重要である．

本装具の適応患者では，その基盤に骨粗鬆症や椎体圧迫骨折，さらには転倒のリスクなど複雑な病態が関与している．したがって，これらを考慮した包括的リハビリテーションの実施も忘れてはならない．包括的リハビリテーションは，良肢位とボディメカニクス，筋力・筋持久力の維持・増強と有酸素能力向上のプログラム，ADLなどの患者教育・指導，さらには栄養摂取，疼痛管理，心理的サポートなどが含まれる．

患者への説明

本装具を使用し，肩凝り，疲労などを訴える場合には，重錘を軽くするか，リュックサック部分を外して休むことを指示する．家事，買い物などの長時間の外出など，立位作業・歩行時に使用を限定する．

長時間にわたる立位作業・歩行には，当然，十分な体幹筋力と筋持久力が必要になる．脊椎圧迫骨折の高齢患者の多くは，体幹の伸展筋力が弱化しているため，負荷量の少ない適切な運動プログラムを処方することも，本装具の使用を継続するポイントとなる．

2. リュックサック型体幹装具

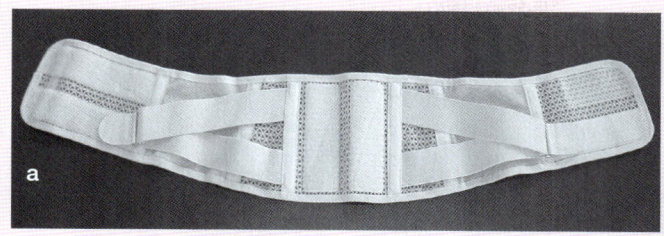

図1　リュックサック型体幹装具の外観
a：腰仙椎装具（ダーメンコルセット）部分，b：リュックサック部分，c：重錘（1個400 g）．

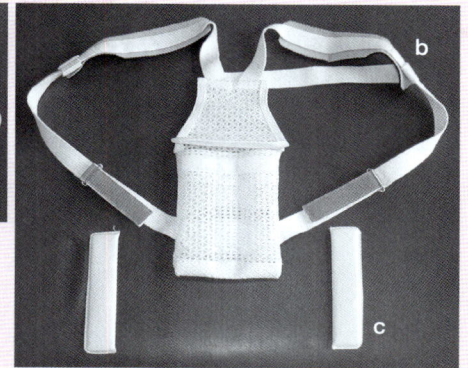

歴史と構造

リュックサック型体幹装具はWatanabeら[19]により考案された．当初は腰仙椎装具部分と重錘を入れたリュックサック（背嚢）部分が一体となっていたが，着脱が簡便になるために分離したものへと変化している[12,17,20]（図1）．Watanabeらは，図2に示すような簡易型の歩行器や杖を使用し，体重の一部分を上肢により支持して立位・歩行を行う患者に対して，リュックサック型体幹装具を処方したところ，姿勢・腰痛・ADLに改善が認められたことを報告した．図3に装具を装着した際の様子を示す．

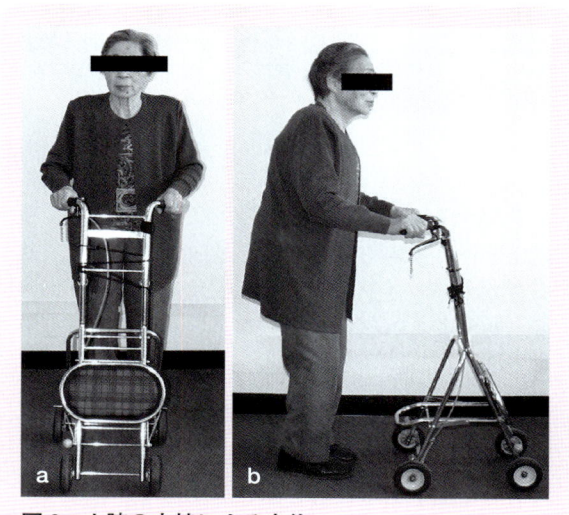

図2　上肢の支持による立位
a：正面，b：側面．

立位姿勢への影響と効果

1 骨粗鬆症・後弯症を有する高齢者の立位姿勢とバランスの特徴

Lynnら[7]は，高齢女性において，健常者，骨粗鬆症患者，骨粗鬆症と脊柱後弯を有する患者の3群について，立位姿勢とバランスの特徴について調査した．その結果，外乱動揺刺激に対して，正常群では足関節戦略を利用して立位バランスを保持していたのに対し，骨粗鬆症群では足関節戦略よりも股関節戦略を有意に利用しており，さらに，骨粗鬆症・脊柱後弯症群では身体の動揺が大きいことを示した．股関節戦略は足関節戦略に比べて重心が安定性限界に近いところにあるときに利用される戦略である[9]．したがって，脊柱後弯によって前屈姿勢になることで，重心が安定性限界に近いところにあるため，小さな乱れでも，足踏み戦略や股関節戦略がバランスを保持するのに必要になりやすいと，彼らは結論づけている．

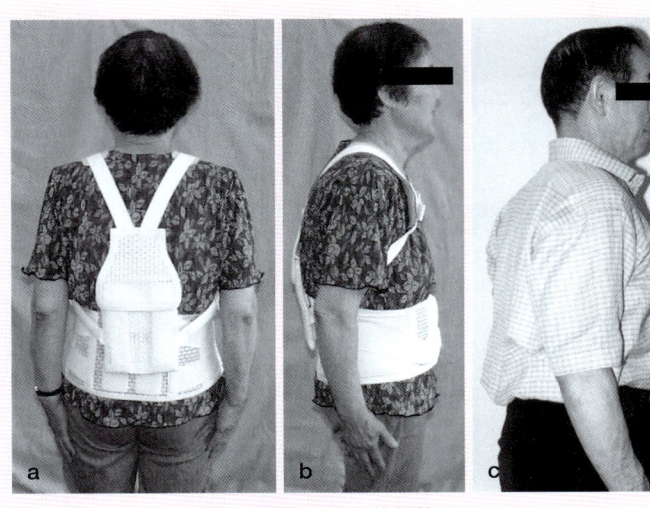

図3 リュックサック型体幹装具の装着状況
a：背面，b：側面，c：側面（衣服の下に装着しているため目立たない）．

また，Sinakiら[13]は，高齢女性について，骨粗鬆症と脊柱後弯を有する患者と健常者の間で，筋力と障害物を跨ぎながら歩行する課題における身体の動揺について調査した．その結果，患者群では，体幹・上肢・下肢に筋力低下が有意に存在し，前後方向よりも左右方向への身体動揺範囲と身体動揺速度が大きく，歩行の不安定性による転倒リスクの増加があることを示した．

2 装具使用の効果とそのメカニズム

田中ら[17]は，骨粗鬆症患者で胸腰椎圧迫骨折による脊柱後弯変形のある患者に対して，リュックサック型体幹装具を用いた効果について検討した．その結果，平均観察期間14カ月で，83％に自覚的な姿勢の改善，45％に腰痛の改善およびADLの改善があったと報告している．

Sinakiら[13]とKaplanら[6]は，背部への重錘負荷の効果について，2つのメカニズムの可能性について述べている．第1に，肩甲骨下角の下方にある重錘が，体幹を後方へ引く力を生み出し，これにより常時脊柱に加わる前方の圧迫力を減らし，結果的に圧迫骨折のリスクを減少させるという．第2に，椎間関節に関連する固有受容器への感覚入力を助け，自動的な体幹の後方伸展をしやすくし，結果的に重錘が重心線を安定させ，姿勢を改善するという．

Shiradoら[12]は，腰部変性後弯症患者におけるリュックサック型体幹装具の影響について，重心動揺と脊柱起立筋および大殿筋の活動に注目し調査した．その結果，装具装着により重心動揺距離および重心動揺範囲が約15％減少し，より安定した立位を保持可能なことを示した．また，脊柱起立筋および大殿筋の活動も装具装着により約10％減少し，より少ない筋出力により立位保持が可能になることを示した．重錘にかかる重力はストラップを通じて体幹を後方へ倒し，体幹を伸展位に保持するのを助けるように働くため，脊柱起立筋および大殿筋の活動は減少する．したがって，安定限界近くにあった重心位置は後方へ，すなわち支持基底面内の中心近くへ移動し，重心動揺は減少することが考えられる．

3 適切な負荷量

表1に，過去の報告にみられるリュックサック負荷量の比較を示す．Shirado ら[12]，田中ら[17]は，Watanabe ら[19]に準ずるリュックサック型体幹装具を使用し，400〜1,600 g 程度である．上好[18]は市販のリュックサックに約2 kg の重錘を入れて使用している．Kaplan ら[5]は約900 g の重錘を入れた体幹装具を使用している．Filaire ら[3]は，重量物運搬による脊柱の変位に関する研究において，16 kg のリュックサックを背負うことで体幹は前屈傾向になることを示した．また，Marsh ら[8]は，重すぎるリュックサック負荷による体幹前屈傾向の姿勢は，若年者にでさえも腰痛を引き起こすことを示した．以上から，装具装着の対象が高齢者であることを考慮すれば，1〜2 kg 程度の範囲内に適度な負荷量があると予想される．

表1 先行研究間のリュックサック負荷量

田中ら[17]	400〜1,200 g
Shirado ら[12]	800〜1,000 g
Watanabe ら[19]	800〜1,600 g
Kaplan ら[5]	2 lb：約900 g
上好[18]	約2 kg
Filaire ら[3]	16 kg 16 kg の負荷では体幹は前方へ移動する．すなわち，体幹の前屈傾向を示し，リュックサック型体幹装具の目的には向かない．

適　応

リュックサック型体幹装具は，一般的にいわゆる「腰曲がり」を呈する高齢患者に対し，立位姿勢改善を目的に処方される体幹装具の一つである[11,12,17,19]．この「腰曲がり」の原因には椎体圧迫骨折や脊柱の後弯変形がある．

高齢者における圧迫骨折の背後には，多くの場合に骨粗鬆症が存在する．骨粗鬆症の脊椎骨は，骨密度の低下や骨梁の微小構造退化のため，軸圧方向への圧迫力に耐える許容量が小さくなっており，くしゃみや咳，立位バランスを崩した際に踏ん張るなどの比較的軽度な力が加わっても，椎体への圧迫力が許容範囲を超えてしまい，圧迫骨折が生じる[1]．

また，高齢者においては多椎に圧迫骨折が生じるほか，さまざまな要因で主に腰椎の後弯変形が進行する場合がある．竹光ら[4,15,16]は，この病態を「腰部変性後弯症」と定義し，高齢者における腰部変性後弯と胸腰部の筋および大殿筋の弱化が，歩行時の前屈姿勢を引き起こすことを報告した．脊柱の後弯変形を有する患者の多くは，脊柱起立筋の筋力を利用して立位を保持することが困難となり，結果として「腰曲がり」を呈するようになる．

脊椎圧迫骨折の急性期には，硬性コルセットを使用して骨折部の安静を保ちつつ，早期からのリハビリテーションが重要になってくる．一方，慢性期にある後弯変形が比較的軽度の患者においては，リュックサック型体幹装具の利用が円背による前屈姿勢を改善し，患者の QOL 向上に役立つ．

注意点・留意点

1 装着開始時

適合のチェックポイントを表2に示す．腰仙椎装具部分の一般的なチェックポイントは，①剣状突起から 13 mm 下方，②恥骨結合から 13 mm 上方，③下部肋骨弓にかける，④肩甲骨を外す，⑤下部は上前腸骨棘にかける，が挙げられる．しかし，ダーメンコルセットによる変形矯正固定の効果はほとんどなく，後弯変形のある患者ではコルセットの腹部上縁が肋骨にぶつかり苦痛を訴えるため，多少短くする場合がある．

リュックサック部分は，肩ベルトの位置，リュックサックの固定性，重錘の重量の適合性をチェックする．肩ベルトは，軟部組織を圧迫しないよう

表2 リュックサック型体幹装具の適合チェックポイント

1. 腰仙椎装具部分
    剣状突起から13mm下方.
    恥骨結合から13mm上方.
    下部肋骨弓にかける.
    肩甲骨を外す.
    下部は上前腸骨棘にかける.
2. リュックサック部分
    重錘の重量
        軽いと体幹を後方伸展させる力が不足する.
        重いと疲労しやすく,肩が凝る.
    肩ベルト部分
        パッドを使用して圧迫感を減らす.
        ずり落ちないように,背部の肩甲骨間または前部の脇下の高さにストラップを装着する.
3. 腰仙椎装具部分とリュックサック部分
    連結しない—Shirado ら[12]
    連結する　—Watanabe ら[19],田中ら[17]

にパッドを当て,ずり落ちないように,背部の肩甲骨間または前部の脇下の高さでストラップで固定する.重錘の重量は,重すぎると苦痛や疲労,肩などの痛みを訴え,逆に軽すぎると体幹を後方へ引く力が不足する.

2 治療中

使用時の問題点と対処方法について述べる.肩凝り,疲労などを訴える場合には,重錘を軽くするか,リュックサック部分を外して休むことを指示し,家事,買い物などの長時間の外出など,立位作業・歩行時に使用を限定する.これらのことは,あらかじめ患者に説明し,再診時にチェックする必要がある.

また,運動療法との併用も重要である.長時間にわたる立位作業・歩行には,当然,十分な体幹筋力と筋持久力が必要になる.脊椎圧迫骨折の高齢患者の多くは,体幹の伸展筋力が徒手筋力検査で2～3程度まで弱化しているため,負荷量の少ない運動プログラムを処方することも,リュックサック型体幹装具の使用を継続するポイントとなる.

装具装着時の不快感はその使用を遠ざけるため,再診時におけるチェックと動機づけは重要である.図4はレストランを経営する患者に対して,ADL室内において,調理作業のシミュレーションをしている様子である.このようなリハビリテーションスタッフによる介入も,患者の動機づけに役立つ.

類似装具

Kaplan ら[5]は Posture Training Support と呼ばれる装具を開発している.これは「a weighted kypho-orthosis(重錘負荷による脊柱後弯装具)」として紹介され,リュックサック型体幹装具から腰仙椎装具部分を除いた残りの部分である図1bによく似ている.薄い重錘(21b:約900g)がリュックサック部分に隠されており,重力による体幹を後方へ引く力が,前かがみになりがちな姿勢を矯正する.

Pfeifer[10]らは Spinomed®と呼ばれる胸腰椎装具を開発している.これは,下部腰椎から上部胸椎の脊柱に沿って軽く薄い金属のスプリントを当てがい,上部と中部から出たループになった肩ベルトによりリュックサックのように背負い,中部と下部から出たベルトで前方にある腹部パッドを固定する.肩ベルトと腹部パッドは長さが調整可能になっている.重量は約450gである.

これら2種類の装具も,薄く目立たないので衣服の中に装着が可能であり,脊柱後弯を有する患者に対して利用している.

今後の課題

1 最適な1日あたりの使用時間と期間の検討

田中ら[17]は,1日あたりの使用時間を限定していないが,2～24カ月間の経過を観察している.

2. リュックサック型体幹装具

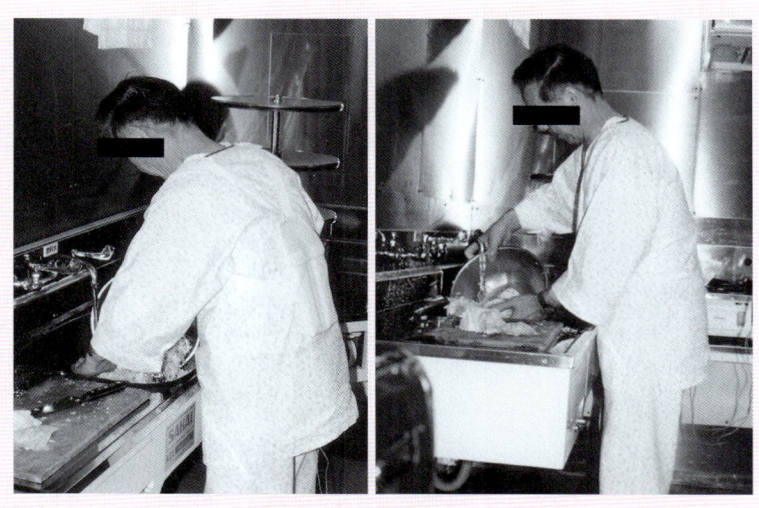

図4 リュックサック型体幹装具を使用時のADL室におけるシミュレーション

Kaplanら[6]は，1日2回4時間使用するように指示し，16週間の経過を研究している．興味深いことに，使用時間を守らず1日8時間使用した1例の患者は，体幹筋力の増強率が最も高かったが，8時間使用のうち最後の2時間には非常に疲労していた．Shinakiら[14]は，1日2時間使用するように指示し，4週間の経過を研究している．Pfeiferら[10]は，1日2時間使用するように指示し，6〜12カ月間の経過を観察している．総じて2〜8時間の利用についての記述があるものの，現在までのところ，最適な1日あたりの使用時間について検討された研究はない．また，Eisingerら[2]は，数年間にわたる体幹装具の長期使用による体幹筋弱化の問題を指摘しているが，リュックサック型体幹装具を長期間使用した場合の影響について検討されたものはない．

2 適応のある後弯角

Shiradoら[12]は，脊柱後弯の程度がTakemitsuら[15]の分類でType Ⅱ，腰椎前弯角（L1〜S1）8〜20度の患者に使用している．田中ら[17]は，T4椎体尾側終板と後弯から前弯へと移行する椎体の尾側終板とのなす角45〜97度の患者に使用している．Sinakiら[14]は，Cobb法による後弯角を測定し，50〜68度の患者に使用している．Pfeiferら[10]も同様の方法で測定し，後弯角60度以上を条件に対象患者を抽出している．しかし，現在までのところ，装具療法に最適な後弯角について検討されたものはない．

装具療法の限界

臨床において，次のような場合には，装具療法の限界と考え，手術適用も考慮すべきであろう．①脊柱の後弯変形が強く，立位保持が困難な場合，②神経学的異常所見がある場合，③従来の保存療法によっても疼痛が非常に強く存在する場合，④経過観察とともに，変性による後弯変形あるいは側弯変形が進行していく場合である．

まとめ

脊柱後弯を有する患者においてリュックサック型体幹装具は有効な保存療法の一つである．しかし，背後に存在する骨粗鬆症や椎体圧迫骨折あるいは転倒のリスクを常に考慮する必要がある．したがって，良肢位とボディメカニクス，筋力・筋持久力の維持・増強と有酸素能力向上のプログラム，ADL などの患者教育・指導などとともに，栄養摂取，疼痛管理，心理的サポートなども考慮した骨粗鬆症などの患者に対する包括的リハビリテーションを忘れてはならない[1]．

文献（太字番号は重要文献）

1) Bonner FJ Jr, Fitzsimmons A, Chesnut CD III, et al：Osteoporosis. in DeLisa JA, Gans BM, Bockenek WL：*Rehabilitation Medicine*：*Principles and Practice*, 3rd ed. Lippincott Williams & Wilkins, Philadelphia, 1998, pp1453-1475
2) Eisinger DB, Kumar R, Woodrow R：Effect of lumbar orthotics on trunk muscle strength. *Am J Phys Med Rehabil* 75：194-197, 1996
3) Filaire M, Vacheron JJ, Vanneuville G, et al：Influence of the mode of load carriage on the static posture of the pelvic girdle and the thoracic and lumbar spine in vivo. *Surg Radiol Anat* 23：27-31, 2001
4) 加茂裕樹，竹光義治，原田吉雄，他：中高齢者の脊柱後弯について．骨・関節・靱帯 2：1469-1477，1989
5) Kaplan RS, Sinaki M：Posture Training Support：preliminary report on a series of patients with diminished symptomatic complications of osteoporosis. *Mayo Clin Proc* 68：1171-1176, 1993
6) Kaplan RS, Sinaki M, Hameister MD：Effect of back supports on back strength in patients with osteoporosis：a pilot study. *Mayo Clin Proc* 71：235-241, 1996
7) Lynn SG, Sinaki M, Westerlind KC：Balance characteristics of persons with osteoporosis. *Arch Phys Med Rehabil* 78：273-277, 1997
8) Marsh AB, DiPonio L, Yamakawa K, et al：Changes in posture and percieved extention in adolescents wearing backpacks with and without abdominal supports. *Am J Phys Med Rehabil* 85：509-515, 2006
9) 中村隆一，齋藤 宏，長崎 浩：姿勢．基礎運動学，第6版．医歯薬出版，2003，pp331-360
10) Pfeifer M, Begerow B, Minne HW：Effects of a new spinal orthosis on posture, trunk strength, and quality of life in women with postmenopausal osteoporosis：a randomized traial. *Am J Phys Med Rehabil* 83：177-186, 2004
11) 佐藤貴一，白土 修：高齢者の脊椎圧迫骨折に対する装具療法．義装会誌 19：197-204，2003
12) Shirado O, Sato K：A new spinal orthosis for elderly kyphosis：Effect on trunk muscles and spinal balance. *Proceedings of the 26th Annual Meeting of ISSLS*, Kona, 1999, p94
13) Sinaki M, Brey RH, Hughes CA, et al：Balance disorder and increased risk of falls in osteoprosis and kyphosis：singnificance of kyphotic posture and muscle strength. *Osteoporos Int* 16：1004-1010, 2005
14) Sinaki M, Lynn SG：Reducing the risk of falls through proprioceptive dynamic posture training in osteoporotic women with kyphotic posturing：a randomized pilot study. *Am J Phys Med Rehabil* 81：241-246, 2002
15) Takemitsu Y, Harada Y, Iwahara T, et al：Lumbar degenerative kyphosis：clinical, radiological and epidemiological studies. *Spine (Phila Pa 1976)* 13：1317-1326, 1988
16) 竹光義治，加茂裕樹，熱田裕司，他：高齢者の各種脊柱後弯と腰痛．整・災外 36：901-907，1993
17) 田中清和，阿久根 徹，下井優一，他：脊柱後弯変形に対するリュックサック型体幹装具の効果—骨粗鬆症による胸腰椎圧迫骨折症例への使用経験．リハ医学 37：106-109，2000
18) 上好昭孝：リュックサック療法—骨粗鬆症を中心に．治療 77：2514-2515，1995
19) Watanabe H, Kutsuna T, Asami T, et al：New concept of spinal orthosis for weakened back muscles. *Prosthet Orthot Int* 19：56-58, 1995
20) 渡辺英夫：リュックサック型体幹装具．カラー版運動器疾患のための装具と補助具．医歯薬出版，1998，pp61-63

IV章 胸椎装具・胸腰仙椎装具

3 ジュエット型軟性コルセット（Jewett soft corset），ダーメン-ジュエット型軟性コルセット（Damen-Jewett soft corset）

土田敏典　川原範夫

Basics & Tips

適応
- 胸腰椎移行部圧迫骨折などの外傷の保存療法
- 胸腰椎移行部〜腰椎における変性疾患（椎間板ヘルニア，脊柱管狭窄症など）の保存療法
- 胸腰椎移行部手術の後療法

装着開始時のポイント（注意点）
- 上部の胸骨・肋骨バンドが体幹を保持しているか？
- 下部の骨盤バンドが骨盤を保持しているか？

治療中の留意点
ダーメン-ジュエット型軟性コルセットを装着した後，腹帯は4週後に外すが，腹部症状があれば4週以前でも外すようにしている．その場合には，固定力はダーメンコルセットよりも弱くなるので，腰痛が再発しないように注意する必要がある．肥満患者でダーメン-ジュエット型軟性コルセットを装着できない場合には，最初からジュエット型軟性コルセットを装着する．

患者への説明
ダーメン-ジュエット型軟性コルセットは，装具そのものの機械的支持力で腰部を支えることができ，腹圧による体幹支持作用もある．ただし，腹部圧迫による症状を訴え，装着しづらい症例に対しては，4週以前でも腹帯を外すことを説明しておく．肥満患者に対しては，ジュエット型軟性コルセットを装着するが，固定力が弱いので，腰痛が再発しないように注意する．

はじめに

高齢者では軽微な外傷で胸腰椎移行部圧迫骨折が起こりやすい．多くの症例に保存的療法が行われ，早期離床の目的で体幹ギプス（body cast）や胸腰仙椎装具が装着される．筆者らは以前にはダーメンコルセットを使用していたが，食事時や長時間装着で腹痛を訴える症例を経験したため，ジュエット型装具に準じた軟性装具（soft orthosis）を作製し治療してきた．本項では，高齢者の胸腰椎移行部圧迫骨折に対するジュエット型軟性コルセット[8]，さらに改良を加えたダーメン-ジュエット型軟性コルセット[9]について詳述する．

第Ⅳ章　胸椎装具・胸腰仙椎装具

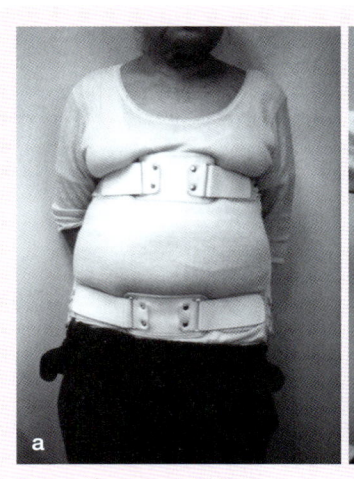

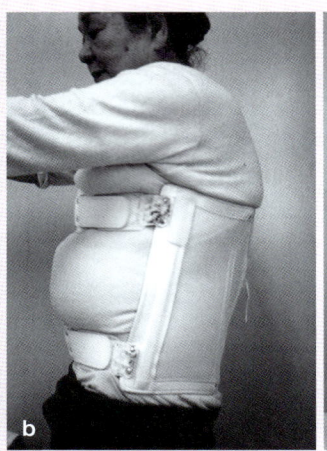

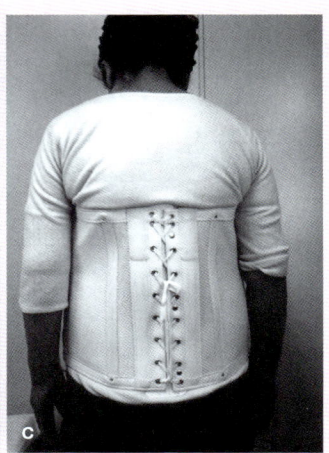

図1　ジュエット型軟性コルセット（文献8より転載）
a：正面，b：側面，c：背面．

歴史と分類

　ジュエット型装具（Jewett orthosis）は，Jewett[2]が発表した金属フレームと胸骨・恥骨・胸腰椎パッドによる3点固定の原理に従い，胸腰椎を背屈位に保つ硬性装具である．胸腰椎圧迫骨折症例に用いられるが，高齢者では適合性が難しく装着継続が困難なことが多く，使われなくなってきている[6]．軟性コルセットについては，ダーメンコルセットを以前には使用していたが，長時間装着時や食事時に腹痛を訴える場合があった．そのため，筆者ら[8]は腹部を圧迫しないジュエット型軟性コルセット（Jewett soft corset，図1）を考案し，良好な治療成績を得た．その後，ダーメンコルセットも兼ねたダーメン-ジュエット型軟性コルセット（Damen-Jewett soft corset，D-J型軟性コルセット，図2）を考案し，使用している[9]．

構　造

　ジュエット型軟性コルセットは，従来のダーメンコルセットと比べ，後方の金属板の剛性を高め，前方の覆いをなくして上下の人工革製バンドを加えている．上部の胸骨・肋骨バンドは，当初は胸骨柄部にかかるようにしていたが，最近では背面の高さと同等にしている．下部の骨盤バンドは恥骨部を押さえることはできず，仙骨・腸骨稜から下腹部を押さえるようにしている．

　D-J型軟性コルセットの特徴は，ジュエット型軟性コルセットに，前方の腹帯をチャック式で脱着できるようにしていることである．腹帯を付けた状態ではダーメンコルセットよりも後方金属板の剛性が高い分強度があり，腹帯を外した状態ではジュエット型軟性コルセットと同様になる．

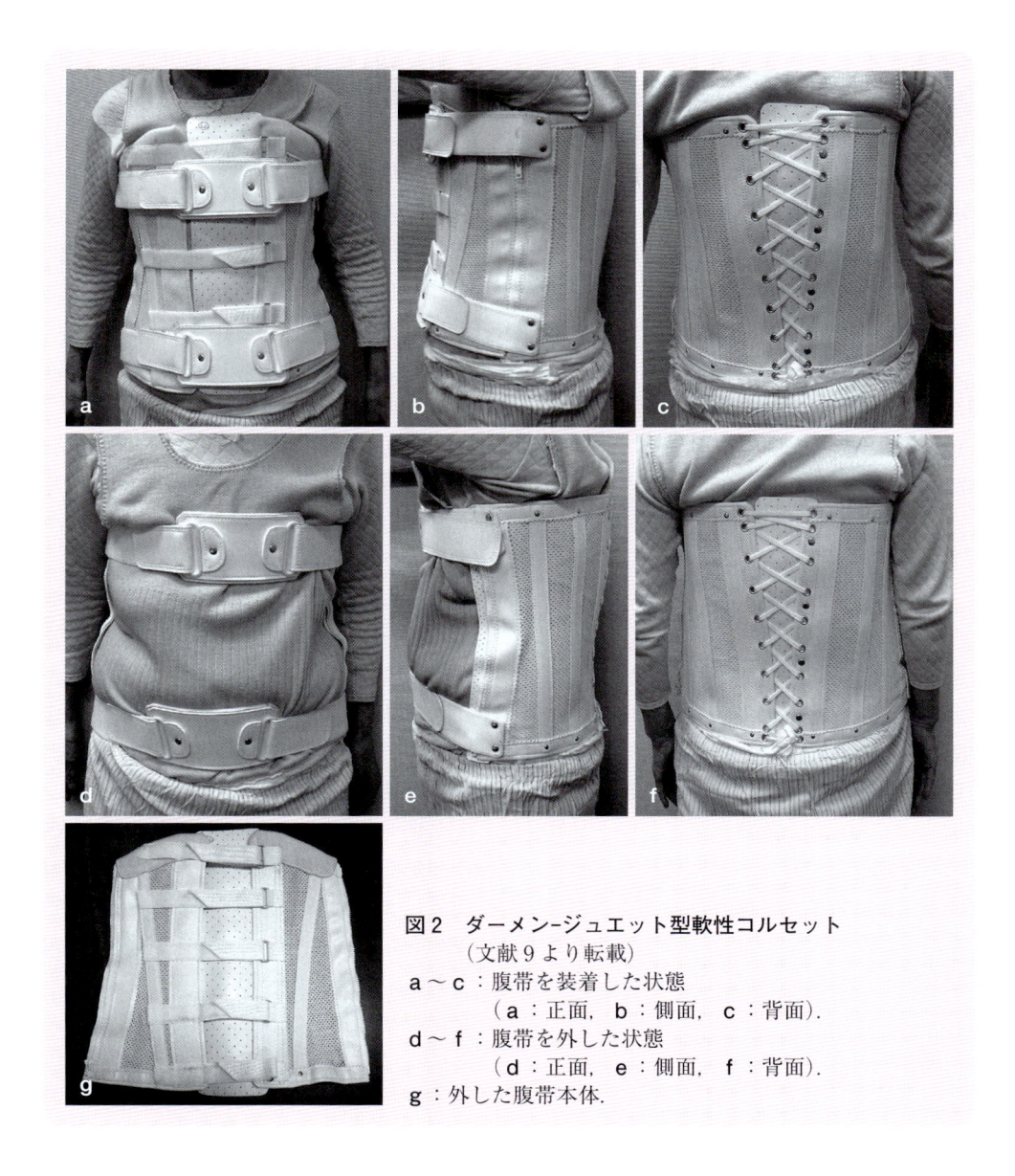

3．ジュエット型軟性コルセット，ダーメン-ジュエット型軟性コルセット

図2　ダーメン-ジュエット型軟性コルセット
　　　（文献9より転載）
a〜c：腹帯を装着した状態
　　　（a：正面，b：側面，c：背面）．
d〜f：腹帯を外した状態
　　　（d：正面，e：側面，f：背面）．
g：外した腹帯本体．

治療成績

1 対象および方法

　D-J型軟性コルセットを使用した胸腰椎移行部圧迫骨折の症例は女性10例で，年齢は67〜87歳（平均77.7歳），肥満度（BMI）は17.9〜27.8（平均22.8）であった．骨密度（二重エネルギーX線吸収法：DXA）は平均0.413 g/cm^2（若年成人平均値比：YAM比63.8%）であった．損傷椎体は第11胸椎が2例，第12胸椎が4例，第1腰椎が4例であった．

　治療成績は日本整形外科学会腰痛疾患治療成績判定基準（JOAスコア），X線学的な損傷椎体の楔状率で評価した．経過観察期間は1年2カ月〜3年5カ月（平均2年）であった．

2 結　果

　全例で腰痛は軽減し，受傷前の歩行状態に復帰することができた．腹帯は2〜5週後（平均4週後）に外した．JOAスコアは受傷直後平均11.3点（自覚症状4.2点，他覚所見4.8点，日常生活動作2.3点）から調査時平均22.1点（自覚症状7.8点，他覚所見5.5点，日常生活動作8.8点）となった．腹部の不快症状を訴える症例はなく，腹帯を外すことで腰痛が増悪した症例も認めなかった．X線学的に，椎体楔状率は受傷直後平均78.4%（53.3〜93.8%）から調査時平均68.8%（53.3〜81.3%）となった．

適　応

　適応は胸腰椎圧迫骨折症例である．治療法は，急性期ではベッド上安静をとらせるが，自力で仰臥位から側臥位への移動，四肢自動運動を行わせるようにしておく．その間にコルセットを採型または採寸し，1〜2週後から痛みに応じ，D-J型軟性コルセットを装着し，起立・歩行訓練を開始する．腹帯は4週後に外すが，腹部症状があれば4週以前でも外すようにしている．

考　察

　高齢者では骨粗鬆症を伴っていることが多く，軽微な外傷で胸腰椎圧迫骨折を生じやすい．高齢者では1椎体の圧迫骨折が治っても，その隣接椎体で新たな圧迫骨折をきたしやすく，徐々に円背変形が進行していくことがある．

　保存的療法において，早期離床，起立，リハビリテーションを行うためには，体幹ギプスまたは体幹装具が必要になる．しかし，体幹ギプスや硬性体幹装具では強固すぎるため，胸部の苦しみが増え，高齢者では使われなくなってきている．

　胸腰仙椎装具の目的は胸腰椎の安定性の維持や負荷を減少することである．ダーメンコルセットは腰腹部を全周性に支持することで腹圧を上昇させ，腰背筋にかかる負荷を減少させる効果があるとされる[1]．しかし，体幹装具の腹圧上昇効果の懐疑的な報告もある[3]．また，肥満患者では従来のコルセットでは固定性が不良であり，肥満度に応じて固定方法を変更すべきとの報告もある[7]．

　それに対し，ジュエット型装具では3点固定の原理により脊椎支持安定効果が高い[5]．ジュエット型装具では前屈を制限するが背屈を制限せず，腹部を圧迫しないため肥満患者にも有用である[4]．ただし，硬性であるため，高齢者では装着するのを嫌がる傾向にあった．

　以前に報告したジュエット型軟性コルセット[8]は，軽く，装着が容易であり，腹圧圧迫感がないため肥満者にも有効で，急性期だけでなく維持期にも使用可能であった．しかし，ダーメンコルセットの腹圧上昇効果も捨てがたく，両者の長所をあわせ持ったコルセットとして，D-J型軟性コルセットを作製し，さらに良好な治療成績を得ることができた．高齢者の脊椎圧迫骨折の保存的療法ではまだいろいろな治療法があるが，本コルセットも選択肢の一つと考えていただければ幸いである．今後も高齢者にとって装着しやすく有用なコルセットを考えていきたい．

謝　辞

　これらのコルセットを作製するにあたり，ご協力いただいた株式会社金沢義肢製作所の山岸久人様，吉田惠一様，吉田健次様に深謝します．

文　献（太字番号は重要文献）

1) Harman EA, Rosenstein RM, Frykman PN, et al：Effect of a belt on intra-abdominal pressure during weight lifting. *Med Sci Sports Exerc* **21**：186-190, 1989
2) Jewett EL：A light hyperextension back brace. *J Bone Joint Surg Am* **19**：1128-1129, 1937
3) Majkowski GR, Jovag BW, Taylor BT, et al：The

effect of back belt use on isometric lifting force and fatigue of the lumbar paraspinal muscles. *Spine（Phila Pa 1976）* **23**：2104-2109, 1998
4) 丸山　徹：胸腰仙椎装具・頸椎装具・頸胸椎装具．整形外科看護　**5**：1213-1219，2000
5) 宮本雅史：急性腰痛症に対する装具療法．*MB Orthop* **13**（7）：33-36，2000
6) 中川重範：腰痛症に対する装具療法．義装会誌　**19**：205-209，2003
7) 戸田佳孝，加藤章子，山本節子，他：腰痛患者に対するコルセットの効果と肥満との関連性ならびに後方牽引バンド付きコルセットの考案．整形外科　**53**：235-239，2002
8) 土田敏典，赤崎外志也，青木　優，他：高齢者胸腰椎圧迫骨折に対する Jewett 型軟性コルセットの治療成績．日本腰痛会誌　**9**：175-178，2003
9) 土田敏典，赤崎外志也，青木　優，他：高齢者胸腰椎圧迫骨折に対する Damen-Jewett 型軟性コルセットの治療成績．日本腰痛会誌　**10**：107-110，2004

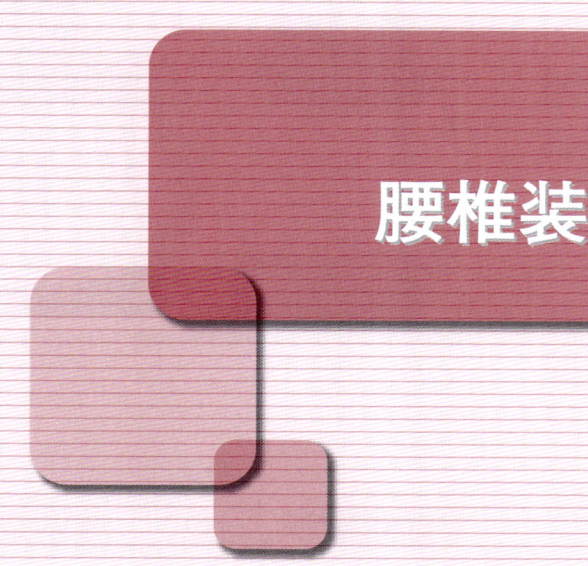

第Ⅴ章
腰椎装具・腰仙椎装具

Ⅴ章 腰椎装具・腰仙椎装具

1 軟性腰仙椎装具（ダーメンコルセット）

牧野孝洋　海渡貴司　米延策雄

Basics & Tips

適応

- 腰痛症や神経障害を有する腰椎変性疾患（椎間板ヘルニア，脊柱管狭窄症，変性すべり症，分離症・分離すべり症など）の保存療法
- 腰椎手術の後療法

装着開始時のポイント（注意点）

- 腹圧が十分に得られているか？（腹圧による体幹支持を目的とした装具である）
- 皮膚潰瘍の原因となるような局所的な圧を受けていないか？
- 座位をとった際に大腿部に食い込んでいないか？
- 上下を逆に装着していないか？

治療中の留意点

　本装具（図1）は硬性装具と比較し着脱の容易さ，装着感に優れることから，日常診療でよく処方される装具の一つであるが，その制動効果は必ずしも強固なものとはいえない．処方するにあたっては，正しい適応選択，適切な装着法指導を行うとともに，漫然と装着しないように適時装具の効果判定を行う必要がある．

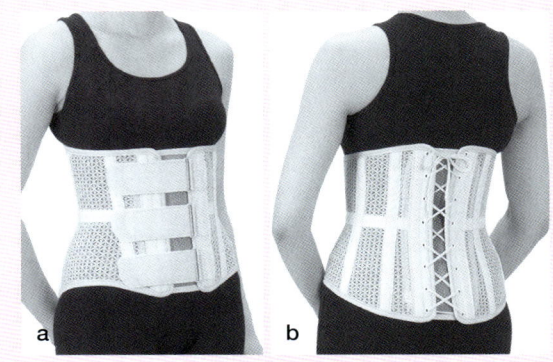

図1　ダーメンコルセットの外観（川村義肢株式会社）
a：正面，b：背面．

患者への説明

　本装具は，装具そのものの機械的支持力で腰部を支えるのではなく，装具の補助で腹圧を高めて間接的に腰部を支えることが目的であるのを十分に理解してもらい，腹部のマジックテープ®を少しきつめに巻くよう指導する（「お腹が苦しい」といって，非常に緩く装着する患者が多い）．できれば臥位で（腹部が引っ込んだ状態で），骨盤側のマジックテープ®から順に締めるのが望ましい．上下逆に装着する患者も多いため，その点も指導する．装着期間は医師の指導に従うように説明する．

1. 軟性腰仙椎装具（ダーメンコルセット）

はじめに

腰仙椎装具（lumbosacral orthosis：LSO）は，その素材やデザインにより硬性・半硬性・軟性に分類される．このうち，日本では軟性腰仙椎装具をダーメンコルセットと呼んでいるが，ほかに軟性コルセット，軟性装具など，さまざまな呼称が存在する．欧米の論文でも，単に support や corset と表記するものから，lumbosacral corset，canvas corset などと表記するものまでさまざまであり，名称が統一されていないのが現状である．

構造と理論

ダーメンコルセットは軟性腰仙椎装具に分類される．木綿の布（キャンバス）やナイロンメッシュを素材とし，背部を鋼製のワイヤーなどで補強している．背部は紐で，腹部はマジックテープ®などで胴囲を調節できるものが多い．ダーメンコルセットは硬性装具と異なり，装具の剛性によって3点支持するものではない．体表から腹部を圧迫して腹圧を高め，腹腔を上下方向に伸張させることで，脊柱を頭尾側方向に伸張させるとともに，腹圧による免荷効果で脊柱起立筋群にかかる負担を軽減することで，生体力学的効果が得られるとされる（フットボール理論，図2）．

Morris ら[8]は骨盤に対して腰椎を40度屈曲（前屈）させた男性に，200 lb（約91 kg）のバーベルをもたせて腹圧を計測し，L5/S1が体幹と骨盤の支点となると仮定すると，コルセット装着により腹圧が"inflatable support"として腰椎の前面での支持となり，L5/S1 椎間板内圧が約30%減少すること，軟性腰仙椎装具の装着時は非装着時と比べ，体幹前屈時の腹直筋や腹斜筋の活動電位が低下することを報告した．これらは腹圧を維持することが腰椎の支持性および負荷軽減に重要であるとする論拠になっている．

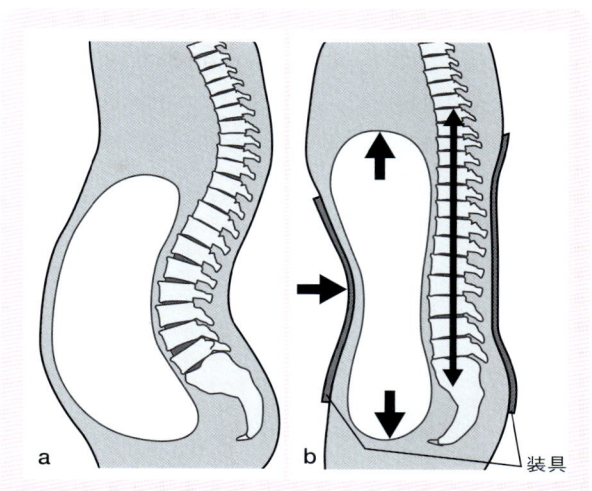

図2 ダーメンコルセットの原理
a：装着前，b：装着後．
腹圧により腹腔が上下方向に変形することで，脊柱伸張効果が生じ，腰椎の負担が減るとされる．

しかし，Nachemson ら[9]は，ダーメンコルセット装着による椎間板内圧の減少効果は，体幹の前屈を強制した場合に比べ，伸展（後屈）を強制した場合には少ないこと，脊柱起立筋群の活動抑制効果は動作および被験者によって効果にばらつきが大きいことを報告している．また，Lantz ら[7]は，ダーメンコルセット装着時の脊柱起立筋の活動は9%の減少から44%の増加まで幅広いことを報告している．

制動効果

Fidler ら[3]は，単純X線側面像（前後屈位）での評価により，ダーメンコルセット装着時の可動域は L1/2 から L5/S1 まで均等に非装着時の約60%に減少すると報告した．Lantz ら[6]はカメラ撮影による動態評価で，コルセットにより立位ではねじりで17%，側屈で22%，前屈で15%，後屈で9%可動域が減少し，座位ではねじりのみ2%可動域が増大したが，側屈で29%，前屈で1%，

後屈で28％可動域が減少したとした．

しかし，後に Axelsson ら[1]は単純X線を用いた3次元運動解析で，ダーメンコルセットを装着しても椎間制動効果はなく，装具の効果は全体的な体幹の動きを制動することであると報告した．下位腰椎の制動を得るには，腰椎に加え股関節まで制動を加えた装具が必要であるとする点は，多くの報告で共通している[2～4]．

治療成績

ダーメンコルセットは，腰痛症や神経障害を有する腰椎変性疾患の保存療法として，また腰椎手術の後療法として用いられる．

2008年に van Duijvenbode ら[12]がシステマティックレビューで，ダーメンコルセットを含めた各種腰仙椎装具は腰痛の予防効果について明確なエビデンスがなく，治療効果についても慢性腰痛に対して明確なエビデンスがないと報告している．今後，対象を急性腰痛と慢性腰痛の区別を含め，休業補償の有無や精神的評価により層化したエビデンスレベルの高い報告が待たれる．

神経症状を有する腰椎変性疾患に対する治療効果では，Prateepavanich ら[11]は，腰部脊柱管狭窄症患者の下肢痛と歩行距離をコルセット装着の有無で比較検討し，両者ともコルセット装着群が非装着群に比べて有意に改善したと報告した．平林ら[4]も腰部脊柱管狭窄症患者を対象とした検討で，コルセット装着により歩行能力の改善は認められなかったが，腰痛と下肢痛は非装着群に比べて有意に改善したと報告している．

腰椎術後のコルセットは創部の安静と固定術後の骨癒合促進を目的に処方される．特に腰椎固定術後のコルセット装着について議論されてきたが，2008年に Yee ら[13]は，椎弓根スクリューを用いた後側方固定術でのダーメンコルセットの効果について，術後2年における偽関節率やshort form 36（SF-36®）のスコアに関して，コルセット装着群と非装着群に明らかな有意差がなかったと報告している．

注意点・留意点

1 採型

採寸時に最低限必要なものは，剣状突起レベル，ウエストレベル，ヒップレベルの周囲径と，両側の上前腸骨棘間，上前腸骨棘〜剣状突起，上前腸骨棘〜ウエストレベル，上前腸骨棘〜ヒップレベルの距離である．これらを元にダーメンコルセットのモデルが作製されるのであるが，その方法はギプスを用いる方法から CAD/CAM システム（computer-aided design, manufacturing system）を用いる方法まで各社多様である．

採寸およびモデル作製の後，装具の目的によってトリミングがなされる．実際のコルセットのトリミングラインは目的によって変わる．たとえば，胸腰椎移行部までの支持性を得ることが目的であれば，装具の上縁は剣状突起の高さまでの装具が必要である．また，中下位腰椎レベルの支持性を目的とするのであれば，上縁はウエストの高さまでで十分である．上縁のトリミングラインが高くなると運動制限が多くなり，日常生活に支障をきたすことも多い．一方，下縁は上前腸骨棘に少しかかるようにとる．上前腸骨棘での支持がないと，装着時の装具のズレを生じやすい．逆に，下縁のトリミングラインが深すぎると，座位をとった際に装具が大腿部に食い込むこととなる．

2 装着開始時

装具装着時の一般的な注意点としては，腹圧が十分に得られるように適度な下腹部の圧が得られているか，皮膚潰瘍の原因となるような局所的な圧を受けていないかに注意する．また，患者が自身で装着する際には上下を逆にしないように指導

1. 軟性腰仙椎装具（ダーメンコルセット）

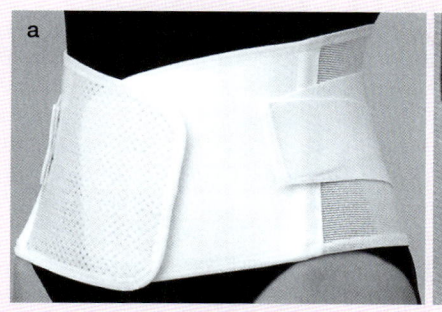

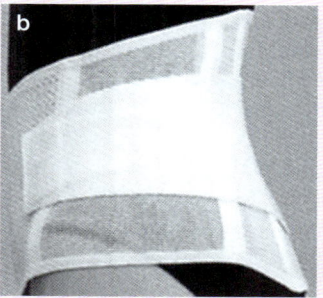

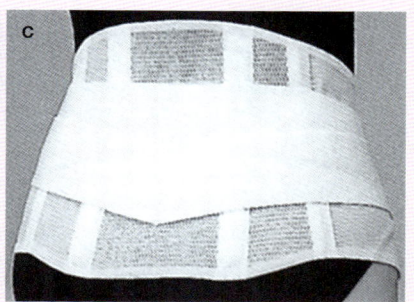

図3 ダーメンコルセットの類似装具
マックスベルト（日本シグマックス株式会社）．a：正面，b：側面，c：背面．

する．腹圧をかけることが目的であるため，理論上は臥位での装着が望ましい．腹部のマジックテープ®は下部（骨盤部）から順に上に締めていく．

③ 治療中

長期にわたり漫然と使用し続けることで，患者によっては装具に依存する傾向が生じる．また，脊柱起立筋の非活動性筋萎縮をきたす危険性があることも，以前から指摘されてきた[7]．このようなことを予防するためには，可能であればできるかぎり装具装着の時間を短くすること，装具装着期間中も適時装具を外して腰痛体操を行うこと，装着中も等尺性運動を行うことが望ましい．そのためには，適切な効果判定および漫然と装具を装着しないような指導が必要である[5]．

類似装具

伸縮素材を用いたベルトタイプのものが既製品として販売されている（図3）．ダーメンコルセットと比べて簡便であるが，生地が伸びやすく，また前方の体幹との接触面積が小さいため，十分な腹圧がかからないことがあることに留意すべきである．

歴 史

元来，コルセットは女性用補正下着の一つであり，ダーメン（Damen）とはドイツ語で女性を意味する．その歴史は非常に古く，紀元前15～10世紀頃の古代ギリシャにおいて，ウエストを細く絞った服装の男女が描かれている．中世から一部が医療用にも用いられていたが，近現代に至るまで欧州では主としてウエストを絞る目的でよく利用されてきた．20世紀に入ると，欧米を中心として腰椎を固定する医療用としての使用が広まり，1957年にはNortonら[10]により最初にダーメンコルセットを含めた各種腰仙椎装具の制動効果が報告されている．日本では医療用として実用化されたのは第2次世界大戦後である．

文　献（太字番号は重要文献）
1) Axelsson P, Johnsson R, Strömqvist B：Effect of lumbar orthosis on intervertebral mobility：A roentgen stereophotogrammetric analysis. Spine（Phila Pa 1976） **17**：678-681, 1992
2) Axelsson P, Johnsson R, Strömqvist B：Lumbar orthosis with unilateral hip immobilization：Effect on intervertebral mobility determined by roentgen stereophotogrammetric analysis. Spine（Phila Pa 1976） **18**：876-879, 1993

3) Fidler MW, Plasmans CM：The effect of four types of support on the segmental mobility of the lumbosacral spine. *J Bone Joint Surg Am*　**65**：943-947, 1983
4) 平林　茂, 都築暢之, 斎木都夫, 他：腰部脊柱管狭窄症に対する装具療法の効果と限界. 臨整外　**39**：557-561, 2004
5) 小松泰喜, 奥泉宏康：理学療法からみた体幹装具の課題. 義装会誌　**19**：215-221, 2003
6) Lantz SA, Schultz AB：Lumbar spine orthosis wearing：I. Restriction of gross body motions. *Spine*（*Phila Pa 1976*）　**11**：834-837, 1986
7) Lantz SA, Schultz AB：Lumbar spine orthosis wearing：II. Effect on trunk muscle myoelectric activity. *Spine*（*Phila Pa 1976*）　**11**：838-842, 1986
8) Morris JM, Lucas DB, Bresler B：Role of the trunk in the stability of the spine. *J Bone Joint Surg Am*　**43**：327-351, 1961
9) Nachemson A, Schultz A, Andersson G：Mechanical effectiveness studies of lumbar spine orthoses. *Scand J Rehabil Med Suppl*　**9**：139-149, 1983
10) Norton PL, Brown T：The immobilizing efficiency of back braces：their effect on the posture and motion of the lumbosacral spine. *J Bone Joint Surg Am*　**39**：111-139, 1957
11) Prateepavanich P, Thanapipatsiri S, Santisatisakul P, et al：The effectiveness of lumbosacral corset in symptomatic degenerative lumbar spinal stenosis. *J Med Assoc Thai*　**84**：572-576, 2001
12) van Duijvenbode IC, Jellema P, van Poppel MN, et al：Lumbar supports for prevention and treatment of low back pain. *Cochrane Database Syst Rev*　**16**：CD001823, 2008
13) Yee AJ, Yoo JU, Marsolais EB, et al：Use of a postoperative lumbar corset after lumbar spinal arthrodesis for degenerative conditions of the spine：A prospective randomized trial. *J Bone Joint Surg Am*　**90**：2062-2068, 2008

V章 腰椎装具・腰仙椎装具

2 支柱付き腰椎硬性装具

金森昌彦

Basics & Tips

適応

- 腰椎圧迫骨折などの外傷の保存療法
- 腰椎症や神経障害を有する腰椎変性疾患のうち脊柱不安定性が強いと考えられる病態の保存療法
- 腰椎固定術の後療法

装着開始時のポイント（注意点）

- 脊椎支持によるアライメントが正しいか？（縦横方向の剛性支柱またはポリエチレンなどによる体幹支持を目的とした装具である）
- 皮膚潰瘍の原因となるような局所的な圧を受けていないか？
- 座位をとった際に大腿部に食い込んでいないか？

治療中の留意点

硬性装具は軟性装具と比較して着脱が不便で，装着感が劣ることから，継続使用が困難となる場合がある．しかし，治療効果としての制動効果が高いことから，脊柱不安定性を有する病態での体幹支持あるいは腰椎固定術の後療法の手段として価値が高い．長期に装着しなければならない場合は比較的少なく，その治療目的を患者が十分に理解したうえで，設定された装着期間は継続使用できるように装具の修正をしていく必要もある．

患者への説明

本装具は，装具そのものの機械的支持力で腰椎部を支えるものである．そのため，体幹への密着という適合性が必要となるが，逆に，密着による皮膚への局所的な圧迫が原因で，皮膚炎・皮膚潰瘍が生じることもある．本装具は初回の作製のみで完璧に仕上がるものではなく，個々の患者が使用しながら部分修正していくことで継続使用がしやすくなる．

はじめに

腰椎の装具療法は，疼痛緩和のための保存療法を目的として作製される場合と，手術後の体幹支持を目的として作製される場合などがある．いずれの場合もその有効性についての明確なエビデンスは乏しいが，今日でも腰椎の装具は日常的に使用されている．処方された患者の多くはその体幹装具の効果を自覚する場合が多いが，その具体的な効果についてはあまり分析されておらず，不明確な部分も多い．さらに，実際に患者が継続して装着できるか否かについては処方後の十分なケアも必要であり，装具療法の効果を論ずるうえでは重要な因子といえる．

本項では，体幹装具の一つである腰椎の「支柱付き硬性装具」および「半硬性装具」の概要について説明し，われわれの使用している腰椎硬性装具について紹介したい．

分類と制動効果

体幹装具の中で，金属製の剛性支柱が縦横に使われ，硬い素材からなるものを硬性体幹装具（rigid spinal orthosis）という[16]．いわゆる支柱付き腰椎硬性装具は制限される方向により大きく次の3種類に分けられている[1]．

1）チェアバック型装具（lumbosacral flexion-extension control orthosis, chair back type）

2）ナイト型装具（lumbosacral flexion-extension and lateral control orthosis, Knight type）

3）ウイリアムス型装具（lumbosacral extension and lateral control orthosis, Williams type）

チェアバック型装具は椅子の背もたれのような構造をもつもので，主として屈曲・伸展（前後屈）の制限が中心であるが，一般的な腰椎硬性装具は全方向への制限をもつナイト型装具が多い．ウイリアムス型装具は腰部脊柱管狭窄症に対する機能的装具（動的装具）で，腰椎の伸展位が制限されるものである．しかし，実際に処方される腰椎硬性装具は，医師の考えの相違などから，施設によっていろいろな工夫がなされている．近年は硬性装具の素材改良とともに軽量化もなされており，その概念も変遷しつつある．

構造と理論

1 金属枠型腰椎硬性装具
（frame type orthosis）

縦横方向の剛性支柱をもつ硬性コルセットの基本型であり，ナイト型装具などがある．枠のみの構造であるので，軽量感があるが，装着すると枠が皮膚に食い込むようになって痛みが出やすいという欠点があるため，当科では胸腰椎装具[16]（第Ⅳ章参照）としては使用しているが，腰椎装具には用いていない．

2 モールド型腰椎硬性装具
（molded type orthosis）

古くはセルロイドで作られていたが，最近は3mm厚のポリエチレンが使用されている．縦横2方向に剛性支柱がなくても，ポリエチレンをモールド型にすることにより，縦方向に前後2本の支柱のみで硬性体幹装具としての目的を達している．体幹が広く包まれるが，それにより広い範囲の皮膚で分散して力を受けるため，金属枠のみに応力が集中しないので，金属枠型の欠点である皮膚への食い込みによる弊害はかなり回避できる．しかし，重圧感とともに皮膚が蒸れやすくなることは否めず，発汗対策のための小孔作製などの工夫を要する（図1）．

3 腰椎半硬性装具（semi-rigid type orthosis）

後方は支柱付きの硬性の素材であるが，前方はダーメンコルセットと同じような素材で作製したものである（図2）．背部は硬性装具の理論を生かして脊柱の支持ができ，前方は軟性の素材で腹部の状態に合わせて締めやすいという特徴があり，使用しやすい．

治療成績

腰椎硬性装具の有効性に関する科学的根拠を示した論文は数少ないが，主として1970年代以降に除痛効果に関する報告[2,13,15,17]や可動域制限についての報告[4,12]などが散見され，現在に至っている．

2000年以降に雑誌『Spine』に掲載された2つのレビューを紹介する．Poppelら[14]の文献では

2．支柱付き腰椎硬性装具

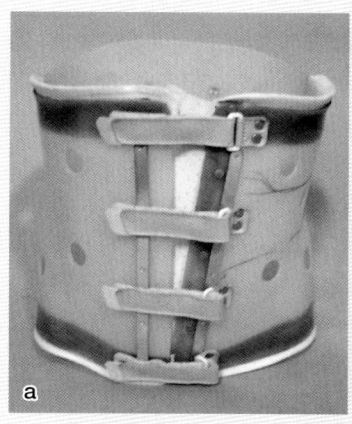

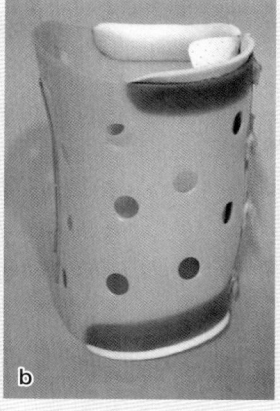

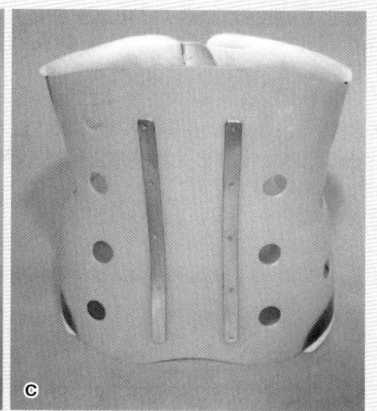

図1　当科で処方している支柱付きモールド型腰椎硬性装具
　a：正面，b：側面，c：背面．
　金属の支柱は前方に2本，後方に2本としている．

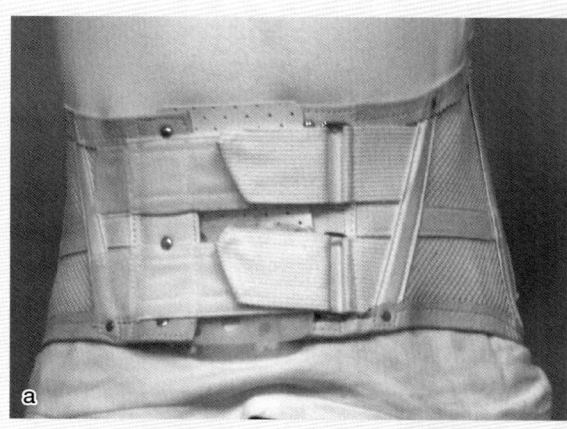

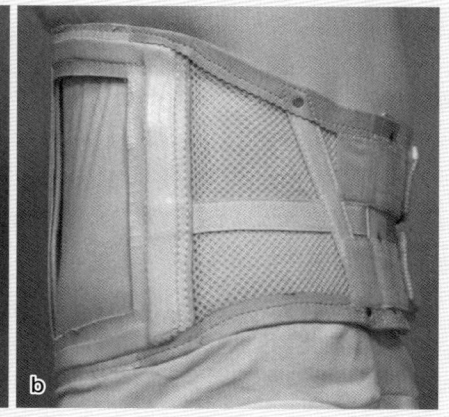

図2　当科で処方している支柱付き腰椎半硬性装具
　a：正面，b：側面．
　金属の支柱は後方のみに2本として，前方はダーメンコルセットに準じた作りとしている．

33文献のシステマティックレビューを行い，腰椎装具は前後屈や側屈への制限を加えるものの，回旋制限をどの程度与えるかが不明であり，また腹圧上昇による固定力強化や筋電図学的な有効性を示す根拠はなかったとしている．また，Jellemaら[8]の文献では13の文献レビューを行い，腰痛治療として何もしないよりは効果があるが，ほかの腰痛治療より真に勝るかどうかはわからないという結果であった．

われわれの施設では腰部脊柱管狭窄症に対してウイリアムス型装具，すなわちフレクションブレイス[5〜7]（第V章3参照）の代用として，前屈位を保持する半硬性装具（前屈ブレイス）を用いており，その有用性を報告した[9]．腰椎半硬性装具を用いた患者132例に対してアンケート調査を実施した結果では，何らかの自覚症状の改善は64％に認められ，症状が5割以上改善したと答えた割合は36％であった．

表1 画像所見における腰椎不安定性の評価

静的な不安定性―立位腰椎単純X線側面像（中間位）において
1. 当該椎間で，3mm以上のすべりがある．
2. 椎間板の前つぶれが生じている．

動的な不安定性―腰椎X線機能撮影側面像（前後屈位）において
3. 異常可動性がある（L1-5は10度以上，L5～Sは15度以上）．
4. 前屈位での椎間板の前つぶれの現象がみられる．
5. 2mm以上のすべりの前後方向の変化が生じる．

各項目1点とし，合計5点のうち3点以上を「画像上の不安定性あり」と考える．

適　応

1 疼痛緩和

　腰椎硬性装具は，不安定性を認める変形性腰椎症に適応がある．しかし，いわゆる腰痛症や，不安定性を伴わない腰椎椎間板ヘルニアなどに対しては，腰椎硬性装具を用いる必要がなく，ダーメンコルセットの適応と考えている．また，側弯症や胸椎に及ぶ腰椎変形には腰椎部分だけの硬性装具の適応にはならず，変形矯正のために3点支持の原理による胸腰椎装具を使用する必要があるため，これについては他項（第Ⅳ章）に譲る．

　したがって，疼痛緩和を目的とした腰椎硬性装具は変性すべりなどの局所的な脊椎の形態異常や，腰椎不安定症などの脊柱支持性の破綻がある場合に限って適応があるといってよい．腰椎不安定性の定義については定かではないものの，われわれは表1の画像所見を参考に判断している[10]．

2 手術後の体幹支持と不随意運動の抑制

　われわれの施設では通常の腰椎後方手術後において処方されるのはダーメンコルセットである．近年は脊椎instrumentation手術が発達しており，脊椎固定術を行った場合でも，術後の局所安静維持は内固定材料とダーメンコルセットのみで十分である．しかし，何らかの理由で脊椎instrumentationを用いないで脊椎固定術を行った場合には，腰椎硬性装具を手術後に1～3カ月間程度用いることが望ましい．また，通常の腰椎前方固定術後にも適応がある．これらの適応は，除痛という意味合いよりも，局所の安静と脊柱のアライメント維持という観点から使用される．

注意点・留意点

1 採型・処方時

　装具療法においては，装具の有効性が得られることと，継続して装着できることが最も重要である．まず，個々の患者の体型に合わせた装具を作製するために，石膏ギプスによる型採りを行う．装具作製途中に一度仮合わせを行い，辺縁の細かなトリミングラインを決定するのがよい．特に腸骨下部から鼠径部にかけての部分と側方部分のライン作製は重要であり，その部分は，いずれのタイプの装具でも皮膚への食い込み防止のためのパッドを当てておくのがよい．モールド型腰椎硬性装具の場合には，特に体幹にフィットするように作製する必要があり，発汗対策の小孔も，装具の支持機構としての要の部分を避けて適切な大きさで作製されなければならない．

　まず，装具作製前には，その有効性の原理を患者に理解してもらう必要がある．可能であれば見本を呈示し，装具の素材や形，大きさを理解してもらってから作製する．硬性装具は保険が効くといっても高価であり，一時的に立替払いが必要であることを伝え，その価格についても提示しておかないと，支払い時になってトラブルを起こす可能性もある．また，術後に用いる場合には，何を目的としてどの程度の装着期間が必要かを説明することも重要である．

2 治療中

①装具は初回の作製のみで完璧に仕上がるものではなく，個々の患者が使用しながら部分修正していくことが，継続して装着できるコツである．われわれの支柱付き腰椎半硬性装具処方後のアンケート調査（複数回答可）によると，継続して装着できなかった理由として，装具をつけると動きが不自由になる（43.8％），枠組みが肋骨に当たって痛い（31.3％），身体には合っていたが実際に効果がなかった（20.8％），装具が身体に合わなかった（18.8％），装具を装着するのがいやであった（4.2％）などとなっている[11]．これらの不満をいかに解決できるかが装具療法の鍵である．

②装具は基本的に立位で有効性が高いように作製されているため，元来，座位には不向きである場合が多い．そのため，体位に合わせて逐次締め直す指導をする必要がある．

歴 史

体幹装具の歴史はかなり古く，その発端は女性の美容上の目的で作製されたことから始まるものであり，紀元前まで遡る．しかし，治療用の硬性装具としては鉄製のコルセットが16世紀以降に使用された記載がされている[4]．元来の「硬性装具」とは縦方向にも横方向にも剛性支柱（多くは金属製）が使用されていることが基本概念となっており，それが一方向のみしか使用されていないいわゆる「軟性装具（ダーメンコルセット）」とは本質的に異なる．

硬性体幹装具は脊柱変形の防止・矯正，体幹の支持，不随意運動の抑制（障害部位の固定）を目的とし，20世紀後半までは比較的多く利用されたが，近年では減少傾向にある．その理由として，装具という枠によって，身体の動きが制限され，必ずしも患者にとって安楽な状態がもたらされないことと，instrumentationによる脊椎固定術が施行されるようになり，術後に強固な外固定を必要としなくなってきたことが挙げられる．

文 献 （太字番号は重要文献）

1) Berger N, Lusskin R：Orthotic components and systems. in American Academy of Orthopaedic Surgeons（ed）：*Atlas of Orthotics：Biomechanical Principles and Application*, 2nd ed. Mosby, St Louis, 1985, pp344-363
2) Dillingham TR：Lumbar supports for prevention of low back pain in the workplace. *JAMA* **279**：1826-1828, 1998
3) Ewing E：*Fashion in Underwear*. Batsford, London, 1971, p13
4) Fidler MW, Plasmans CMT：The effect of four types of support on the segmental mobility of lumbosacral spine. *J Bone Joint Surg Am* **65**：943-947, 1983
5) 比留間 徹，腰野富久，奥住成晴：保存療法─間欠跛行に対するFlexion brace療法．総合リハ **24**：815-820, 1996
6) 比留間 徹，斎藤知行：装具療法─flexion brace療法．現代医療 **33**：1329-1334, 2001
7) 比留間 徹，和田次郎，高橋 晃，他：腰部脊柱管狭窄症に伴う間欠跛行に対するFlexion braceの効果．理学診療 **6**：173-176, 1995
8) Jellema P, van Tulder MW, van Poppel MNM, et al：Lumbar supports for prevention and treatment of low back pain：a systematic review within the framework of the Cochrane back review group. *Spine*（*Phila Pa 1976*）**26**：377-386, 2001
9) 金森昌彦：装具療法．in 越智隆弘，菊地臣一（編）：腰部脊柱管狭窄（症）．NEW MOOK 整形外科 9．金原出版，2001, pp143-147
10) 金森昌彦，安田剛敏，信清正典，他：変性すべりを伴った腰部脊柱管狭窄症に対する手術成績と不安定性腰椎に関する考察．別冊整形外科 **50**：182-188, 2006
11) 金森昌彦，石原裕和，川口善治，他：腰椎疾患に対する半硬性腰仙椎装具無効例の検討．日本腰痛会誌 **9**：146-150, 2003
12) Norton PL, Brown T：The immobilization efficiency of back braces. *J Bone Joint Surg Am* **39**：111-139, 1957
13) Perry J：The use of external support in the treatment of low back pain. *J Bone Joint Surg Am* **52**：1440-1442, 1970
14) van Poppel MNM, de Looze MP, Koes BW, et al：Mechanisms of action lumbar supports：a systematic review. *Spine*（*Phila Pa 1976*）**25**：2103-2113, 2000

15) van Poppel MNM, Koes BW, van der Ploeg T, et al：Lumbar supports and education for the prevention of low back pain in industry. *JAMA* **279**：1789-1794, 1998
16) 飛松好子：装具. in 越智隆弘（総編集・専門編集）：運動器の治療学. 最新整形外科学大系 3 巻. 中山書店, 2009. pp146-153
17) Willner S：Effect of a rigid brace on back pain. *Acta Orthop Scand* **56**：40-42, 1985

V章 腰椎装具・腰仙椎装具

③ フレクションブレイス（flexion brace）

本田　淳　齋藤知行

Basics & Tips

適　応

・間欠跛行を示す腰部脊柱管狭窄症のうち手術適応でない比較的軽症例
・過度の腰椎前方すべりがない症例

装着開始時のポイント（注意点）

・採型時に腰椎前弯が取り除かれる姿位をとっているか？
・下腹部パッドをしっかり圧迫するように装着しているか？

治療中の留意点

以下の症状が出現した場合には本装具の適応外である．
・経過中に下肢緊張徴候が強くなる．
・明らかな筋力低下を認める．
・膀胱直腸障害を認める．

　また，効果が認められないのに漫然と装具療法を継続することを慎み，定期的に診察を行い，手術に踏み切るタイミングを逃すことがないように留意すべきである．

患者への説明

患者には本装具の原理を十分に説明することが重要で，具体的な説明事項は以下のとおりである．
・脊柱管は伸展位にて狭窄が強くなること．
・本装具は腰椎の過伸展を防ぐ目的の装具であること．
・効果は早い場合には2～3週間，遅い場合には2～3カ月間で現れるので，それまで装着すること．
・装具装着中も腰痛体操，特に腹筋の強化運動を行うこと．

はじめに

　腰部脊柱管狭窄症は，腰椎の動的因子，すなわち腰椎前弯の増強によって下肢痛，下肢しびれ，間欠跛行などの特有な症状を引き起こす．腰部脊柱管狭窄症のうち手術適応ではない比較的軽症例や，合併症や高齢などにより手術が不可能である症例に対しては保存的療法が適応となり，装具療法も場合によっては選択される．

　フレクションブレイス（flexion brace）は，腰椎前弯の増強を制御することによって，腰部脊柱管狭窄症の特有な症状を軽減することが目的の装具である．

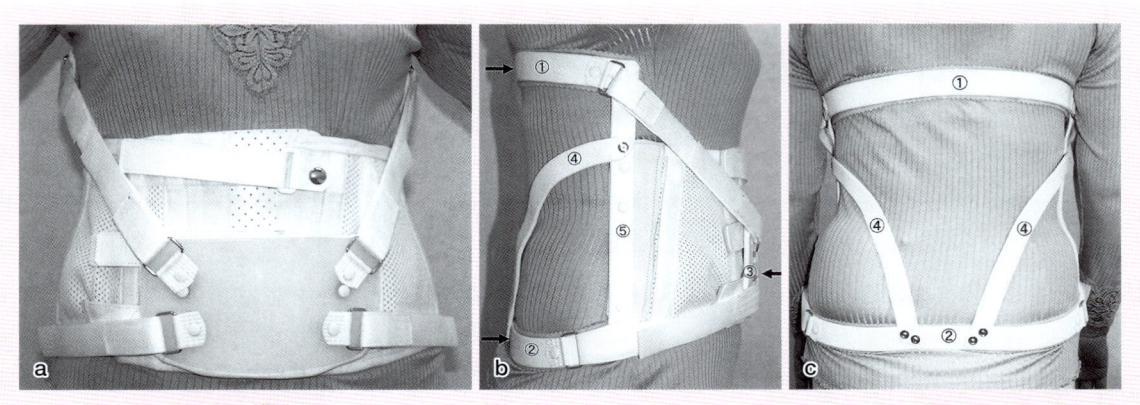

図1 Flexion brace の構造
a：正面．プラスチック製とウレタンスポンジ製の下腹部パッド（前方パッド）で恥骨結合のすぐ頭側を適度に圧迫する．
b：側面．Flexion brace は3点支持部（矢印）の圧迫によって過度の腰椎前弯を制御する．フレームは下位胸椎レベルの上方支持部（①）と仙椎レベルの下方支持部（②）があり，両者と前方パッド（③）が連結される．さらに，後方支柱（④）と側方支柱（⑤）という縦支柱フレームで上方支持部と下方支持部を連結している．
c：背面．上方支持部（①）と下方支持部（②）とを後方支柱（④）で連結し，腰椎を軽度屈曲位とする．

構　造

　Flexion brace は下位胸椎，仙椎，下腹部の3点支持部の圧迫によって起立歩行時の過度の腰椎前弯を減少させる．具体的には，3点支持部は後方の下位胸椎と仙椎のフレーム部そして前方の下腹部パッドから構成され，後方部分と前方部分はストラップによって連結される．フレーム部は高力アルミニウム合金製であるが，前方の下腹部パッド以外はダーメンコルセットと同じ素材であり，総重量は約600 g である．本装具は腰椎の伸展，側屈を制限するが，屈曲をさほど制限しないため，装具を装着したまま腹筋運動訓練が可能である（図1）．

治療成績

　1976年から flexion brace を装着した腰部脊柱管狭窄症症例のうち，動脈性間欠跛行などの合併症を除いた80例の治療成績を述べる[2]．内訳は男性64例，女性16例，平均年齢65.4歳（49〜80歳）．平均装具装着期間6.7カ月であった．装着前平均連続歩行距離は410 m，装着後平均連続歩行距離は1,510 m と改善を認めた．また，跛行の改善程度を優（跛行がまったく消失），良（30分程度の連続歩行が可能で日常生活に支障を感じない），可（軽度改善した），不可（改善なし）の4段階に評価した．結果は優が14例，良が31例，可が20例，不可が15例で，装着前より改善したものは65例，81％であった．

3．フレクションブレイス（flexion brace）

適　応

間欠跛行を示す腰部脊柱管狭窄症で，椎体の前方すべりを認めない症例がよい適応である．外来診療レベルでは以下の項目を念頭に置いて本療法を選択する．

1．血管性間欠跛行の否定
2．伸展位保持テストの陽性

立位伸展位を約10秒間保持した際に，歩行時と同様の下肢症状を認めれば陽性とし，本療法の適応とする．

3．不安定性腰椎の否定

単純X線像で10％以上の明らかなすべりを伴う症例や，X線動態撮影の後屈位（伸展位），前屈位（屈曲位）で5％以上のすべりの増強を認めるいわゆる不安定性腰椎は，適応を慎重に検討する．

4．その他

下肢緊張徴候が強い症例，明らかな筋力低下を認める症例，膀胱直腸障害を認める症例，脊椎前方要素が主な狭窄の原因となる症例も適応外であるので，手術療法を考慮する．

注意点・留意点

1 採型・処方時

採型のときには，患者は立位かつ軽度膝関節屈曲位の姿勢をとり，腰椎前弯をある程度取り除く．陽性モデルを採型し，高力アルミニウム合金にて支柱を組み立てる（図2）．キャンバス部は正面にナイロン製メッシュ生地を使用し，後面は支柱とする．下腹部は腹圧を高めるために下腹部パッドを取り付ける．

装具の大きさは，近位部の正面から側面は下位肋骨弓にかかる高位とし，遠位部は上前腸骨棘にかかる高位とする．これは，いわゆるダーメンコルセットと同様である．後方近位部の上方支持部

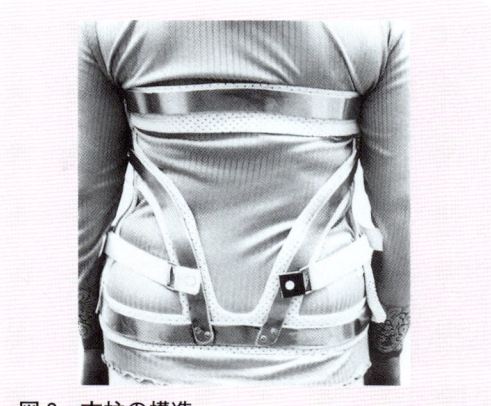

図2　支柱の構造
軽量，耐蝕性のある厚さ2.5 mm，幅25～30 mmの高力アルミニウム合金を使用する．

は伸展制限のために前方より約4 cm程度高位に設置する．さらに，屈曲位を可能にする工夫として側方支柱と下方支柱の連結部分はスライド方式にする（図3）．

2 装着開始時・治療中

下腹部パッドをより強く圧迫するように注意することが腰椎前弯減少の効果を高め，症状改善につながる[2]．また，本装具の原理を理解したうえで患者に装着してもらうことが重要である．具体的な患者説明の注意点を以下に示す．

①脊柱管は伸展位にて狭窄が強くなること．
②本装具は腰椎の過伸展を防ぐ目的の装具であること．
③効果は早い場合には2～3週間，遅い場合には2～3ヵ月間で現れるので，それまで装着すること．
④装具装着中も腰痛体操，特に腹筋の強化運動を行うこと．

また，効果が認められないのに漫然と装具療法を継続することを慎み，定期的に診察を行い，手術に踏み切るタイミングを逃すことがないように留意すべきである．

第Ⅴ章　腰椎装具・腰仙椎装具

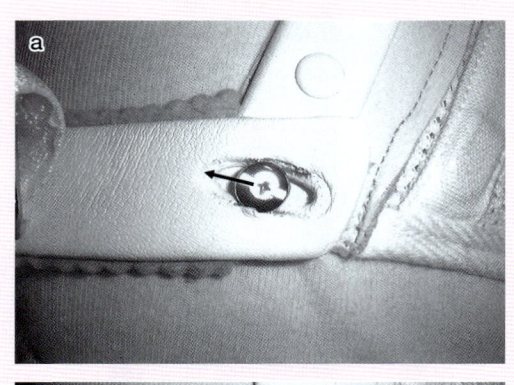

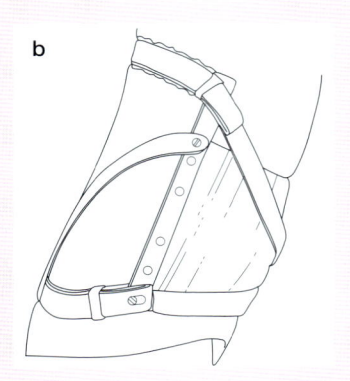

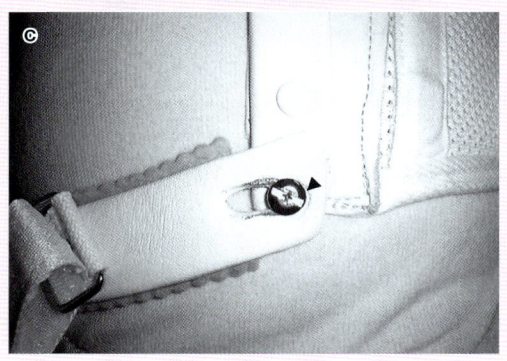

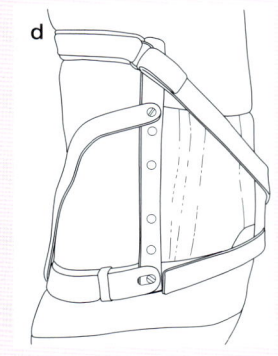

図3　側方支柱と下方支柱の連結部
スライド式継手を使用することにより，腰椎が屈曲（a, b）すると側方支柱が前方傾斜し，リベットが後方に移動する（矢印）．伸展（c, d）するとリベットが前方で停止する（矢頭）．それにより側方支柱の後方傾斜，腰椎の伸展は制限される．

軟性 flexion brace

　アルミニウム支柱をもとに作られた flexion brace の大掛かりな構造と，600 g という重量の欠点を補うために，ダーメンコルセット型の軽量かつ携帯性に優れた軟性 flexion brace を作製した[3]．

　構造は，前方は後方に比べて高さが低く，後方の上後方から前方にかけて伸縮性に富むバンドがつけられており，腰椎前弯を減少させるような構造となっている（図4）．

　本装具にて1カ月間以上保存加療した患者の治療成績を述べる．症例は22例（男11例，女11例），平均年齢は71歳（60〜87歳）であった．軟性 flexion brace にて腰椎前弯減少の効果が得られたかを知るため，単純X線側面像（後屈位）の前弯角を装着前後で比較したところ，装着前平均45.8度，装着後平均38.2度と有意に腰椎前弯は減少しており，装具による腰椎前弯減少の効果は認められた．患者の自覚症状の評価として腰痛，下肢痛，下肢しびれを visual analog scale（VAS：0〜100）にて評価したところ，腰痛に関しては改善を認めなかったが，下肢痛は装着前平均64.2，装着後平均36.5，下肢しびれは装着前平均53.4，装着後平均39.5と有意な改善を認めた．連続歩行距離は装着前平均294 m，装着後平均701 mと有意に増加し，臨床的に装具の効果が認められた．

　軟性 flexion brace は350 g と，従来の flexion brace の600 g に比べて軽量で，コンパクトに収納可能で携帯性にも優れているため，旅行などに持って行けるなどの利点がある．また，ダーメンコルセット型なので夏場などの暑い時期にも装着可能であり，患者の装着率も高い印象がある．

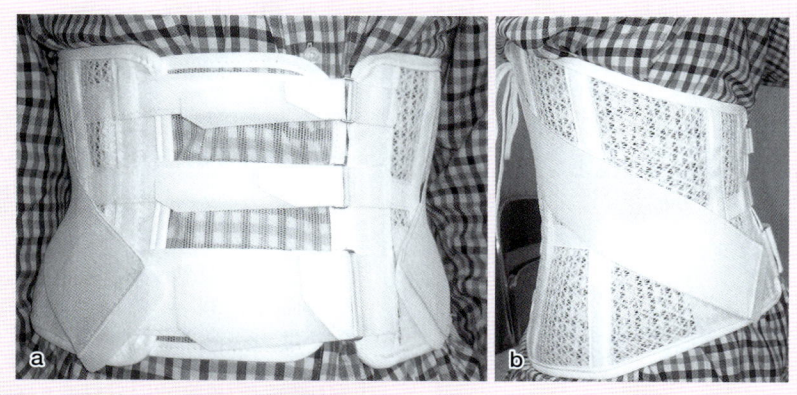

3．フレクションブレイス（flexion brace）

図4 軟性flexion braceの構造
正面（a）から観察すると，ほとんどダーメンコルセットと変わらないが，側面（b）からみると後方が前方より高く，上後方から前方にかけて斜めにかかる伸縮性のあるバンドが腰椎の伸展を制御する構造となっている．

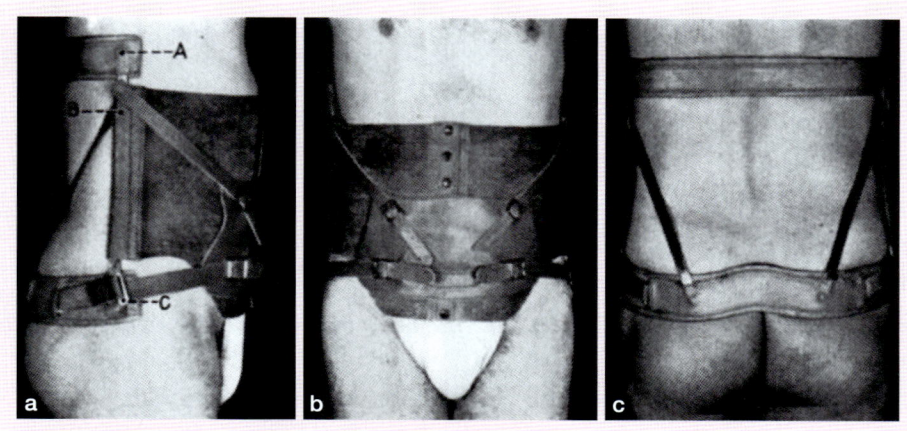

図5 Williamsのlordosis brace（Williams PC：Lesions of the lumbosacral spine. Part Ⅱ. Chronic traumatic (postural) destruction of the lumbosacral intervertebral disc. *J Bone Joint Surg Am* 19：702, 1937の図4より転載）
a：側面，b：正面，c：背面．
現在のflexion braceと原理，構造はほぼ同様であるが，支柱はスチールを革で覆い，下腹部パッドは革製，その下層の前方部分は天然ゴム素材である．A〜C：支柱．

歴 史

1954年にVerbiest[8]が腰部脊柱管狭窄症の概念を提唱したが，それ以前の1937年にWilliams[9]が報告したlordosis braceが本装具の原点である．Williamsは腰仙椎病変が腰椎の過剰な前弯によって起こると考え，それを矯正する保存療法として腰椎前弯を減少させるlordosis braceと腹筋を強化するWilliams体操を提唱した．Lordosis braceは胸椎，仙椎，下腹部の3点圧迫によって腰椎前弯を制御する装具で，原理は現在のflexion braceと同じである（**図5**）．

日本では1974年に横浜市立大学整形外科

の加藤ら[5]，永田ら[6]が腰部脊柱管狭窄症の1症例に対してWilliamsのlordosis braceを装着したところ，間欠跛行が著明に軽減した経験をきっかけに症例を重ね，論文をWilliams' lumbosacral flexion braceという名称で1976年に報告した．支柱はスチール製で，下腹部パッドは革とフェルトの素材，その下層の前方部分はキャンバス製であった．その後，奥住[7]の報告からflexion braceという名称を使用したと考えられる．

　Flexion braceの有用性に関する論文がその後にいくつか報告され[1,2,4]，時代とともに装具の素材も支柱に高力アルミニウム合金を使用し，下腹部パッドにプラスチック素材を使用し，軽量化を図るようになった．

まとめ

　Flexion braceについて概説した．本装具は適応を選べば効果の認められる有用な装具であると考える．軟性flexion braceに関しては症例数が少なく試作段階であるため，今後の症例をさらに検討していく必要性があると考える．

文　献（太字番号は重要文献）

1) 比留間　徹，腰野富久，奥住成晴：保存療法—間欠跛行に対するFlexion Brace療法．総合リハ **24**：815-820，1996
2) 比留間　徹，和田次郎，高橋　晃，他：腰部脊柱管狭窄症に伴う間欠跛行に対するflexion braceの効果—装具装着の有無・強弱による胸腰椎前弯角の比較．理学診療　**6**：173-176，1995
3) 本田　淳，青田洋一，山下孝之，他：腰部脊柱管狭窄症に対する新型軟性flexion braceの臨床成績．日本腰痛会誌　**12**：184-189，2006
4) 本田　淳，比留間　徹，斎藤知行：腰部脊柱管狭窄症の装具療法—flexion braceについて．in 清水克時（編）：新OS NOW No 17 装具療法—モデルと適応のすべて．メジカルビュー社，2003，pp90-94
5) 加藤恭之，檜山建宇，地葉幸泰，他：いわゆる腰部脊柱管狭窄症に対するWilliams' lumbosacral flexion braceの応用．関東整災誌　**7**：206-210，1976
6) 永田覚三，藤原克彦，中村勝年，他：腰部脊柱管狭窄症に対する保存療法—Williams' lumbosacral flexion braceの応用．臨整外　**11**：740-750，1976
7) 奥住成晴：保存療法—Flexion Brace療法について．in 伊丹康人，西尾篤人（編集主幹），井形高明（企画編集）：腰部脊柱管狭窄症．整形外科MOOK 41．金原出版，1985，pp189-196
8) Verbiest H：A radicular syndrome from developmental narrowing of the lumbar vertebral canal. *J Bone Joint Surg Br* **36**：230-237, 1954
9) Williams PC：Lesions of the lumbosacral spine. Part Ⅱ. Chronic traumatic (postural) destruction of the lumbosacral intervertebral disc. *J Bone Joint Surg Am* **19**：690-703, 1937

V章 腰椎装具・腰仙椎装具

4 ナイト型装具（Knight orthosis）

帖佐悦男

Basics & Tips

適応

- 腰椎圧迫骨折などの外傷の保存療法
- 腰椎椎間板ヘルニア，腰椎分離症，腰椎椎間関節症，変形性脊椎症，脊椎すべり症などの腰椎不安定性に起因する腰椎疾患の保存療法
- 腰椎手術の後療法

装着開始時のポイント（注意点）

- 腰椎の屈曲・伸展，側屈の制限と回旋の中等度制限がされるよう，3点固定が得られているか？
- 腹圧が十分に得られているか？
- 感覚異常性大腿痛（meralgia paresthetica）を引き起こすような骨盤前面の圧迫がないか？
- 接触や圧迫による皮膚障害（掻痒感，湿疹や褥瘡など）がないか？
- 座位をとった際に大腿部に食い込んでいないか？
- 上下を逆に装着していないか？

治療中の留意点

　本装具は，硬性装具と比較し着脱の容易さ，装着感に優れ，しかも，半硬性で3点固定であるために制動効果が比較的良好である．しかし，軟性装具に比べて装着感が劣るため，装着状況に留意する必要がある．特に肥満者や高齢者に対しては，コンプライアンスを向上させるため，装具の必要性を十分に説明する．処方に際しては，正しい適応選択や適切な装着法指導を行い，適時装具の効果判定を行う必要がある．

患者への説明

　本装具は，腰椎不安定性に起因する症状を改善するために腰部局所の支持・固定を目的として半硬性の3点固定装具になっていることを説明する．装着した際，腰椎の屈曲・伸展，側屈の制限と回旋の中等度制限，腹圧による体重の支持や腰椎前弯が軽減されることで治療効果を得ていることを理解してもらう．腰部の不安定性が軽減した場合には，軟性装具へ変更が可能なことを説明したうえで，装着期間は医師の指導に従うように説明する．

第Ⅴ章　腰椎装具・腰仙椎装具

はじめに

　腰椎は前額面，矢状面，横断面の3次元方向に動く．その制御方向を考慮した腰椎装具の一つに，「Knight型装具（Knight型腰仙椎装具）」，すなわちKnight型屈伸・側屈制御腰仙椎装具（lumbosacral flexion-extension and lateral control orthosis, Knight type）がある[1,2,4～7]．代表的な硬性体幹装具（rigid spinal orthosis）である．2本の後柱と側柱からなり，上下の支え（胸郭と骨盤）に連絡している．腹帯をバックルやアイレット（紐穴）を用いて固定する．

概要・歴史

　一般に，体幹装具（脊椎装具）の目的は支持，制御（制動），矯正である．特に，腰仙椎装具（lumbosacral orthosis），腰椎装具（lumbar orthosis）は，腰椎を固定することで筋緊張を改善して除痛を獲得することと，腰椎不安定性に起因する症状を改善するために支持性を与えることを目的としている．初期には，文献上で少なくとも40種類の脊椎装具があったが，その特徴や理論的根拠などが議論されることはなかった．さらに，さまざまな装具が開発されたり研究されたりしていた．しかし，1970年にアメリカで，腰痛に対し使用されている装具を調査したところ，実際は限られた装具しか使用されていなかった．硬性体幹装具のうち「Knight-chairback brace」が57％，「Williams brace」が21％で使用され，また，コルセット（flexible spinal orthosis）が広く用いられていた[6]．さらに，一定の分類などがなかったため，1973年にアメリカ科学アカデミーで装具に関する学術用語などの統一化がなされた．その後，アメリカ整形外科学会（AAOS）で，腰背部痛に対する装具は，TLSO（thoracolumbosacral orthosis），LSO（lumbosacral orthosis），SIO（sacroiliac orthosis）に分類された[7]．アメリカ理学療法士学会（APTA）の定義では，装具は，縦方向，横方向に剛性の支柱があり，片方のみの場合にはコルセットと分類している．また，装具は，材質の性状から軟性（soft），半硬性（semi-rigid），硬性（rigid）に分類される．腰部の筋緊張を軽減させて局所の安静の獲得を目的とする場合には軟性装具が使用され，腰椎不安定性に起因する腰椎疾患，骨折や術後など局所の支持・固定が必要な場合には半硬性・硬性装具が使用される．

　Knight型装具は，元来結核に対する装具として用いられ，その後にKnightが側弯症の治療として一部修正し使用した（図1）．Knight[2]は本装具に関し，側方支柱があり（図2），基本的にテイラー型装具（Taylor orthosis，図3）と異なることを強調した．したがって，その後にKnight型装具は，腰椎の動き，特に側屈と回旋の動きを制御する装具の基本となり広まった．現在，多くの改良型腰仙椎装具がある．また，背部が椅子の背もたれと似ているチェアバック型装具（チェアバック型腰仙椎装具，lumbosacral flexion-extension control orthosis, chair back type）の代表的装具でもある．

構　造（図2）

1 骨盤帯
　後方から大転子と腸骨稜間を通り，側面で終わる．

2 胸郭帯
　第9～10胸椎レベルを通り，腋窩線で終わる．

3 後方支柱
　2本の後方支柱が骨盤帯と胸郭帯に連結する．

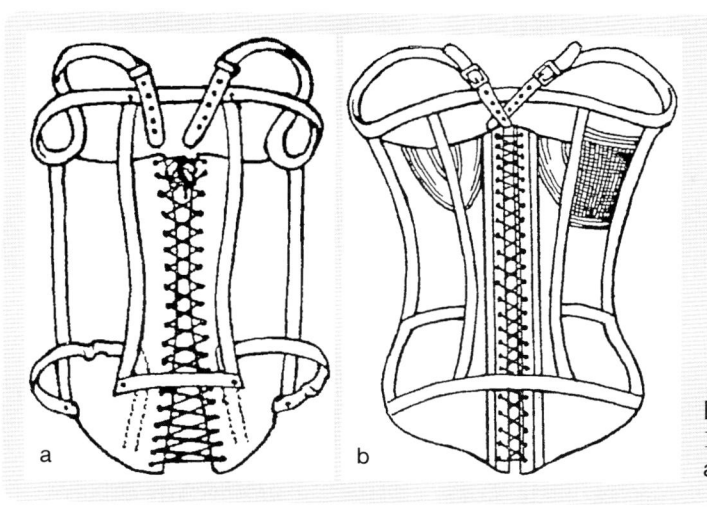

4．ナイト型装具（Knight orthosis）

図1 Knight型装具（文献2より引用）
1884年のJames Knightによる原図．
a：結核用，b：側弯症用．

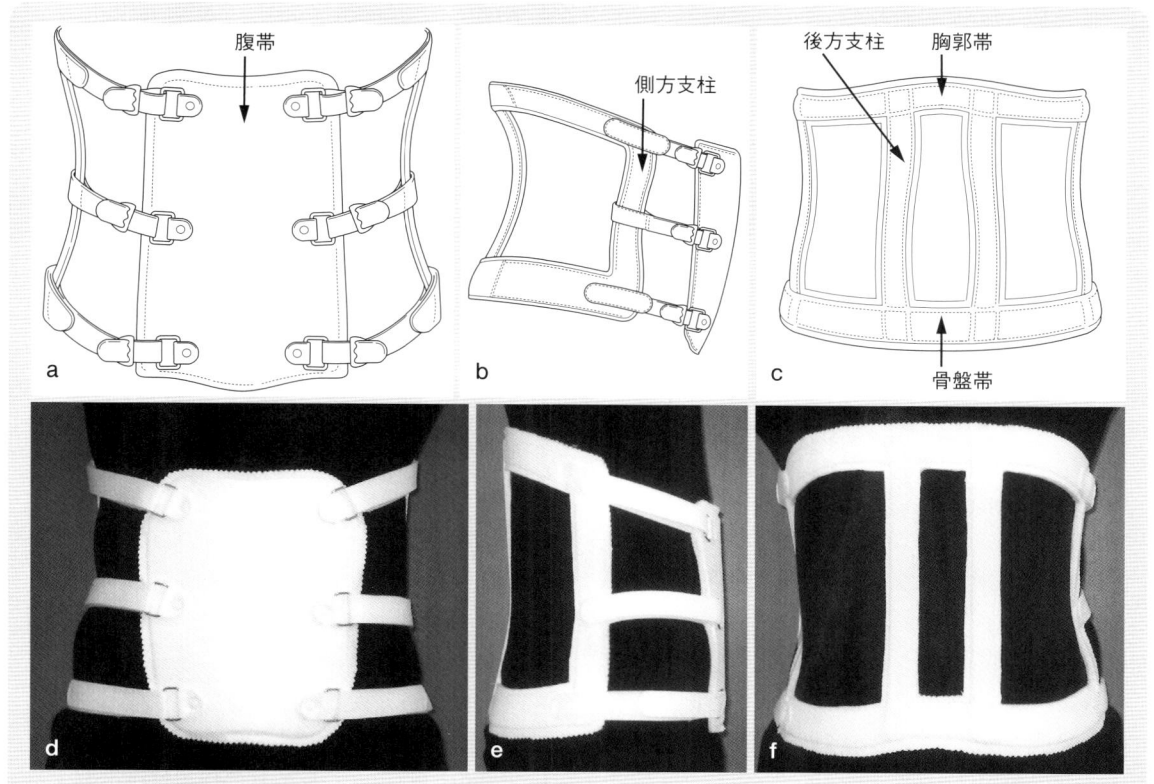

図2 Knight型装具
a〜c：シェーマ（a：正面，b：側面，c：背面）．
d〜f：写真（d：正面，e：側面，f：背面）．

第Ⅴ章　腰椎装具・腰仙椎装具

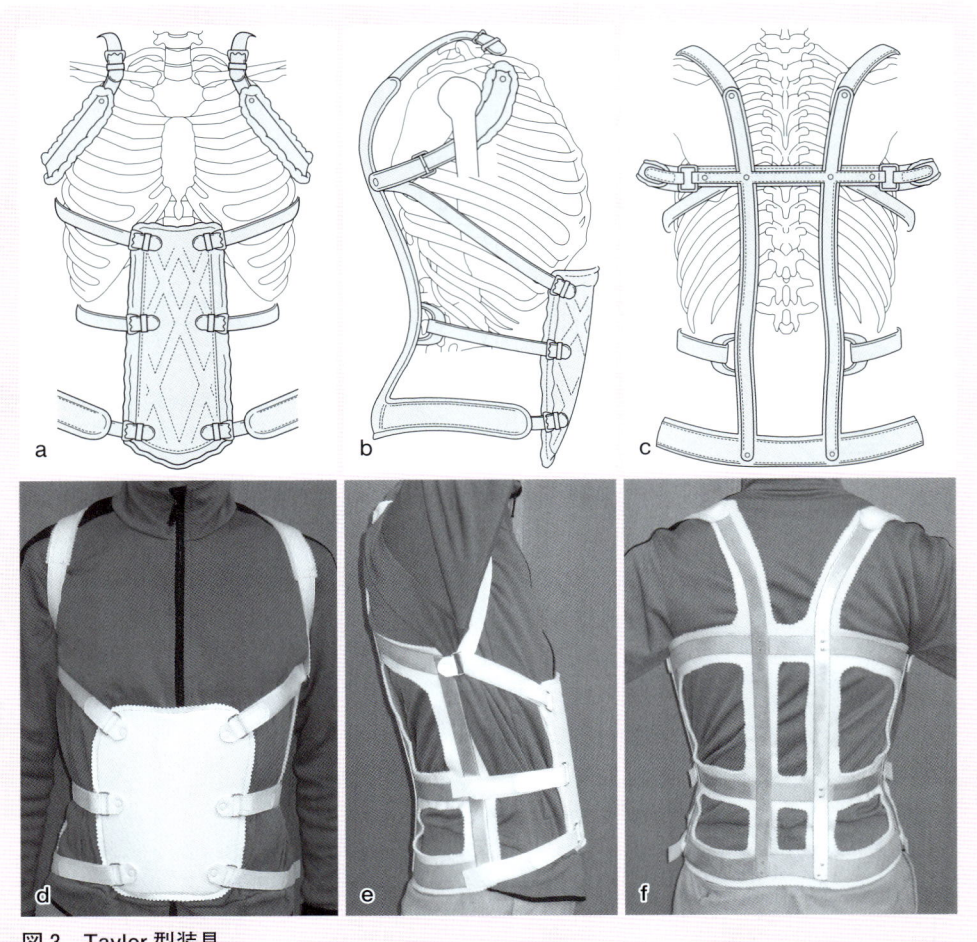

図3　Taylor型装具
a～c：シェーマ（a：正面，b：側面，c：背面）．
d～f：写真（d：正面，e：側面，f：背面）．

4 側方支柱
2本の側方支柱が骨盤帯と胸郭帯に連結する．

5 腹　帯
剣状突起の0.5 in（1.27 cm）下から恥骨の0.5 in上を覆い，バックルやアイレットを用いて固定する．

6 材　料
骨盤帯，胸郭帯，支柱はアルミニウム（あるいはステンレス鋼）が用いられ，最近では合成樹脂（プラスチックなど）などが用いられる．腹帯は皮革，布，合皮などが用いられる．

制動効果

Poppelら[8]は，腰椎装具の作用機序に関するシステマティックレビューを行った．レビューに採用されたのは33文献であった．その中でKnight型装具として言及している文献はKumarら[3]の一編であるが，類似の後方支柱付き腰椎装具，胸

4．ナイト型装具（Knight orthosis）

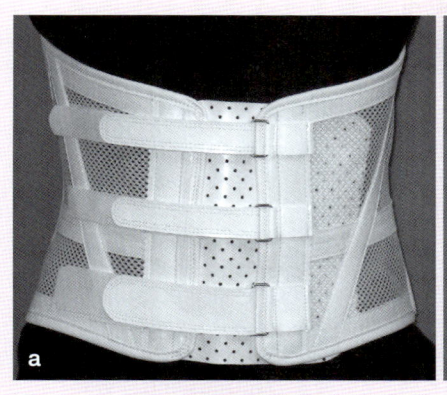

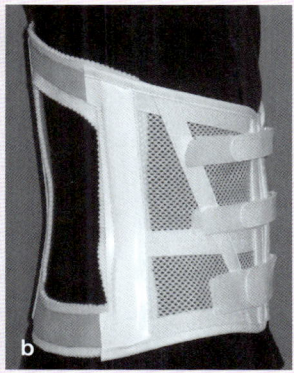

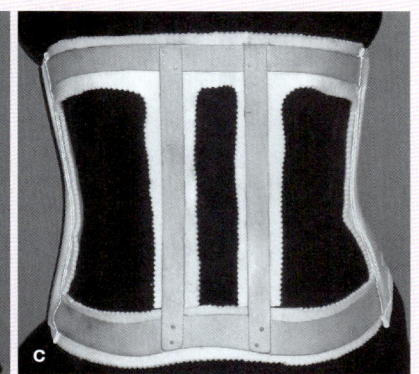

図4　いわゆるKnight型装具（有限会社マキタ義肢製作所）
a：正面，b：側面，c：背面．

腰椎装具，チェアバック型装具やWilliams型装具などが検討されていた．これらの装具の制動効果に関しては，屈曲・伸展（0.70，95％信頼区間0.39～1.01）と側屈（1.13，95％信頼区間0.17～2.08）では有意差を認めるが，回旋（0.69，95％信頼区間−0.40～1.78）では有意差を認めなかった．また，腰椎装具では，電気生理学的検査で筋電図上の有効性（0.09，95％信頼区間−0.41～0.59）や腹圧上昇（0.26，95％信頼区間−0.07～0.59）を証明する根拠は認めなかった．Knight型装具に関しては，腹圧に関する研究であるが，エビデンスはないと結論していた．今後，日本でも腰椎装具についての作用機序などに関し，エビデンスレベルの高い報告が待たれる．

適　応

本装具は3点固定であり，腰椎の屈曲・伸展，側屈の制限と回旋の中等度制限，腹圧による体重の支持や腰椎前弯の軽減に効果がある．したがって，腰椎椎間板ヘルニア，腰椎分離症，腰椎椎間関節症，変形性脊椎症，脊椎すべり症，脊椎圧迫骨折など多くの腰仙椎疾患の保存療法や腰椎手術の後療法に用いられる．

注意点・留意点

1 採　型
①骨盤帯，支柱，腹帯の位置や適合．
②骨性隆起部への圧迫．
③座位時の装着感．

2 装着開始時・治療中
①骨盤前面の圧迫による感覚異常性大腿痛．
②皮膚障害：掻痒感，湿疹や褥瘡．
③肥満者や高齢者の場合には，特にコンプライアンス．

いわゆるKnight型装具（図4）

現在，最も汎用されているKnight型装具（いわゆるKnight型装具）である．骨盤帯と胸郭帯を2本の後方支柱で連絡することはKnight型装具と同じであるが，前方にダーメンコルセットと同じような素材で作製した腹帯を付けている．腰椎の屈曲・伸展，側屈，回旋の制限と腰椎前弯の軽減を目的とし，第8胸椎までが支持範囲となる．適応，注意点・留意点は同じである．

第Ⅴ章　腰椎装具・腰仙椎装具

図5　McCausland 型装具
a：正面，b：背面.

図6　Wilcox 型装具
a：側面，b：背面.

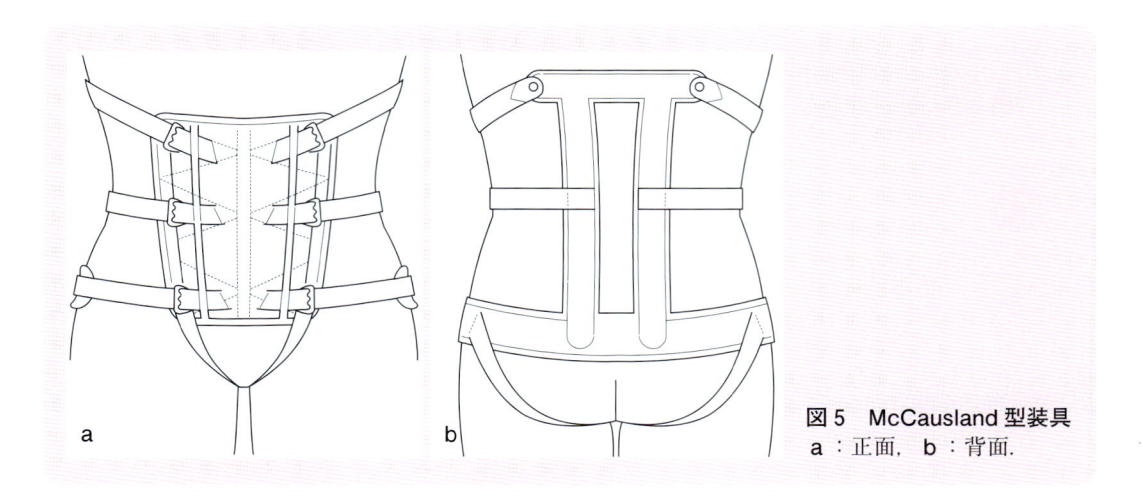

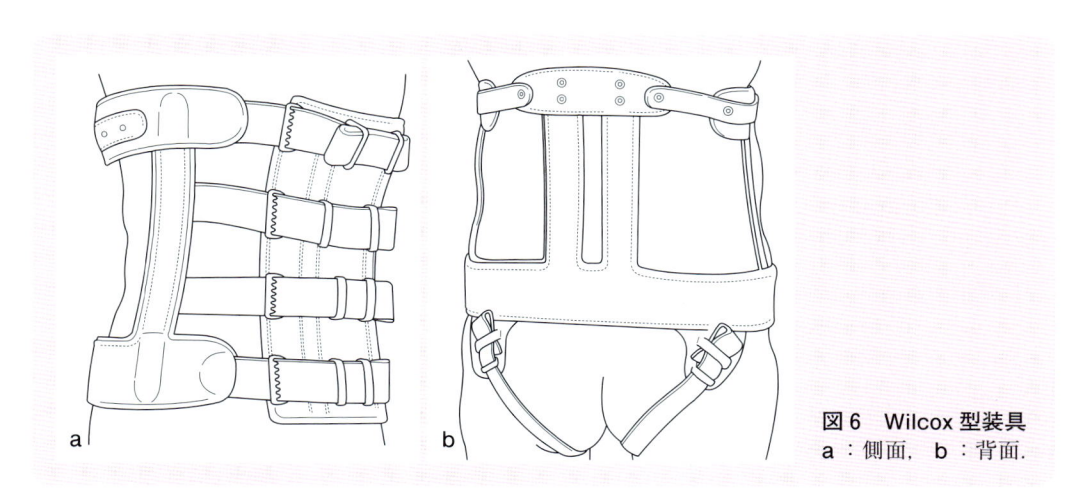

類似装具

チェアバック型装具，McCausland 型装具，Wilcox 型装具，Williams 型装具，Knight-Taylor 型装具などがある．

① 改良型装具

Knight 型装具に比べてより体幹を制御するため，大転子や胸骨まで延長して支持パッドなどで固定した装具が用いられる．

② マッカウスランド型装具（McCausland orthosis）

側方支柱がない装具であり，いわゆるチェアバック型装具と呼ばれる（図5）．

③ ウィルコックス型装具（Wilcox orthosis）

リプスコム型装具（Lipscomb orthosis）とも呼ばれ，側方支柱がなく，後柱に短いクロスバーが付いているのみで，McCausland 型装具と同様に側屈が制御されない（図6）．

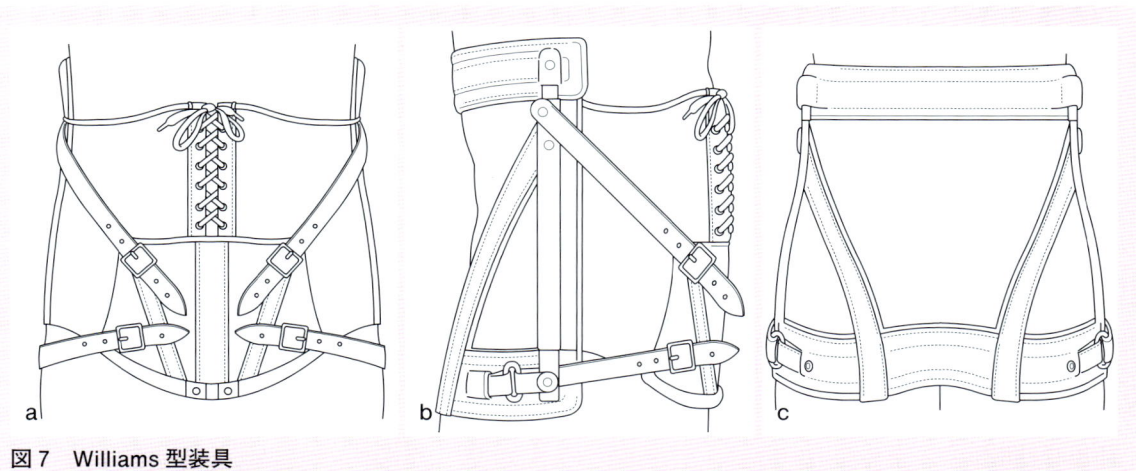

4. ナイト型装具 (Knight orthosis)

図7 Williams 型装具
a：正面，b：側面，c：背面．

4 ウイリアムス型装具 (Williams orthosis)

機能的装具 (dynamic orthosis) で，伸展制限が特徴であり，腰部脊柱管狭窄症などに用いられる (図7)．

5 ナイト・テイラー型装具 (Knight-Taylor orthosis)

Knight 型に Taylor 型装具を組み合わせた装具である．Thoracolumbosacral flexion-extension and lateral control orthosis で，肩甲帯バーが加わっていることで胸腰椎移行部の動きも制御可能である．

謝　辞
装具作製を含め，ご協力いただいた有限会社マキタ義肢製作所の牧田光広氏に深謝する．

文　献 （太字番号は重要文献）

1) Harris EE：A new orthotics terminology：a guide to its use for prescription and fee schedules. *Orthot Prosthet* 27：6-19, 1973
2) Knight J：*Orthopaedia, or a Practical Treatise on the Aberrations of the Human Form*, 2nd ed. JH Vail, New York, 1884, pp186-194, 348-349
3) Kumar S, Godfrey CM：Spinal braces and abdominal support. in Karwowski W (ed)：*Trends in Ergonomics/Human Factors*, Vol III. Elsevier Science Publishers, Amsterdam, 1986, pp717-726
4) New York University Post-Graduate Medical School：*Prosthetics and Orthotics*, 1975 revision. New York University, New York, 1975, pp16-42
5) 大井淑雄：体幹装具. in 日本整形外科学会，日本リハビリテーション医学会（編）：義肢装具のチェックポイント，第2版. 医学書院，1982, pp140-153
6) Perry J：The use of external support in the treatment of low-back pain. *J Bone Joint Surg Am* 52：1440-1442, 1970
7) Thomas A：Appliances for the spine and trunk. in American Academy of Orthopaedic Surgeons (eds)：*Braces, Splints, Shoe Alterations. Orthopaedic Appliances Atlas. Vol 1*. Edwards JW, Ann Arbor, 1952, pp179-250
8) van Poppel MN, de Looze MP, Koes BW, et al：Mechanisms of action of lumbar supports：a systematic review. *Spine* (*Phila Pa 1976*) 25：2103-2113, 2000

V章 腰椎装具・腰仙椎装具

5 スポーツ用ナイト型装具 (Knight orthosis for sports)

西良浩一

Basics & Tips

適 応

伸展時に増強する腰痛症が適応である．したがって，屈曲時痛が主体となる腰椎椎間板ヘルニアには適応はない．いわゆる腰痛症や腰椎分離症（偽関節に至った終末期で，伸展時の腰痛が中心の場合）が適応となる．

装着開始時のポイント（注意点）

スポーツ中に伸展方向のみの制限を目的とした装具である．まず，回旋，側屈，屈曲の制限をきたしていないかを確認する．さらに，実際のスポーツパフォーマンス（ピッチング動作など）を行ってもらい，背面のパッドがスポーツの支障にならないかどうかを確認する．パッドの側方が大きく，側屈を制限することがよくみられるため，特に注意深く確認する．

治療中の留意点

スポーツ中に生じる腰痛を防止する装具である．体育やスポーツ以外のときに装着する必要はない．実際スポーツ中に使用し，パフォーマンス中に支障をきたす場合には，随時パッドの大きさを調整する．

患者への説明

パフォーマンス中の繰り返す伸展動作が腰椎に炎症や障害をもたらしている場合に，局所の安静をもたらす目的で使用する装具である．運動中にのみ装着し，腰痛が改善すれば，使用する必要はない．漫然と使用するのは控えるように指導する．

はじめに

歴史的にみると体幹装具は，紀元前1650年のCreta島にて，あるいは，紀元前900年のアメリカインディアンにより使用されていたという記載がある．現在のような体幹装具は，18世紀にLorenz Heisterが確立させたようである．以後，体幹装具は改良がなされ，数多くの脊椎疾患，脊椎外傷に対して処方されてきた．本項では，その体幹装具の中でも，いわゆるナイト型装具の解説を行う．また，帝京大学溝口病院整形外科では，ナイト型装具の簡易型をスポーツ選手に使用しているため，その装着の実際についても述べる．

ナイト型装具 (Knight orthosis)

ナイト型装具の語源については諸説がある．日

5. スポーツ用ナイト型装具（Knight orthosis for sports）

図1 **ナイト型装具** [日本義肢協会（編）：体幹装具．装具編．義肢・装具カタログ．日本義肢協会，2009，p7より転載]
a：正面，b：側面．

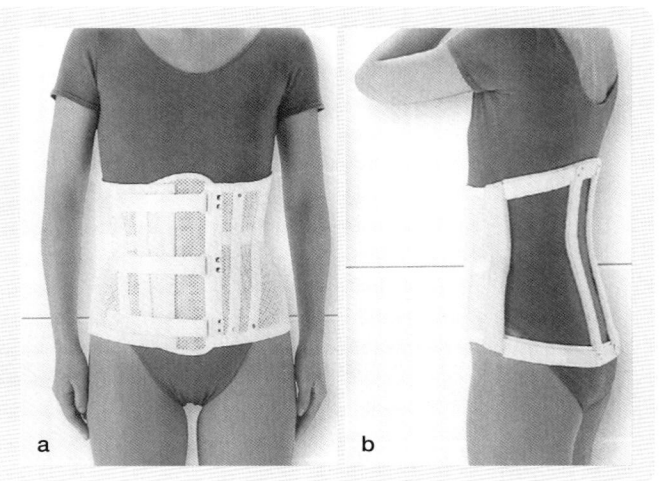

本語表記のナイト型装具から，夜間にのみ装着するnight型装具と勘違いされがちであるが，英語表記はKnightであり，夜間装具とは言葉が違う．騎士（knight）がつけているコルセットに形が似ているという説も聞かれるが，James Knightが考案した装具というのが有力な説である[9,10]．

James Knight（1810-1887）は，アメリカで最後の保存療法を代表する整形医（orthopedist）である[9,10]．アメリカ整形学会（American Orthopaedic Association：AOA）の創始者ともいわれている．当時は外科という言葉がなく，Knightらは保存療法を中心に整形疾患を扱っていた．そのKnightが考案した体幹装具がナイト型装具の始まりである[9,10]．1944年の『JBJS』に以下のような記載がある[10]．

Two notable illustrations of this text are Hugh Owen Thomas and James Knight.（中略）Both employed braces, designed and made on their own premises. But here the analogy comes to an end. Knight's supports were applied for the relief of the immediate symptoms；Thomas's to carry out the principle of rest, as the essential factor in the treatment of injury or disease.

チェアバック型装具（chair back orthosis）は，ナイト型装具の原型であるといわれている．チェアバック型装具は骨盤帯，2本の後方支柱，胸郭帯，軟性の腹部前当てからなり，腰椎部の屈曲・伸展（前後屈）を制限する仕組みである．

ナイト型装具はその改良型である（**図1**[2]）．チェアバック型装具に側方支柱を加え，側屈制限も考えられている．体幹の背面の大転子と上前腸骨棘を結ぶ線上に，鋼製またはアルミニウム製の骨盤帯が取り付けられる．範囲は両側の上前腸骨棘の少し外側までである．脊柱の棘突起を挟む2本の後方支柱と，体幹の外側に2本の側方支柱が取り付けられ，上部で4本の垂直支柱を連結する．上部の高さは肋骨の下境界の少し上にかかる程度である．体幹の前面には皮革製などの腹帯，あるいは，軟性コルセットのキャンバスやナイロンメッシュを用いた腹部前当てを取り付けて体幹に固定する構造となっている．背部が金属枠製で前部が軟性のため，半硬性装具ともいわれることがある．

近年，ナイト型装具の背部にあるチェアバック部分をモールド型に含まれる半硬性素材に変更した，ナイト型装具の亜型を使用する頻度が増加している（**図2**）．本項で紹介するスポーツ用ナイト型装具はこのタイプの短いもので，背側パッドも

第Ⅴ章　腰椎装具・腰仙椎装具

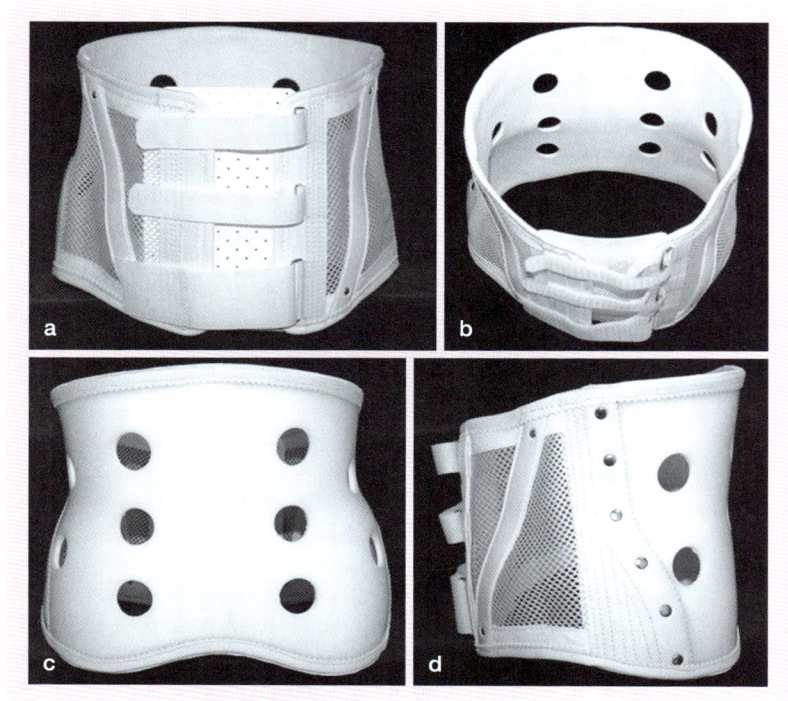

図2　背側に支柱を用いないナイト型装具
a：正面，b：上から見た図，
c：背面，d：側面．

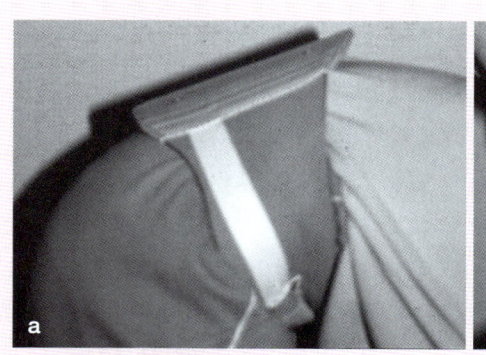

図3　徳島大学式腰仙椎サポーター
a：屈曲，b：伸展．

ややナイト型より小さくすることで，スポーツ中も装着できるようにしている．

スポーツ用ナイト型装具（Knight orthosis for sports）

1986年から徳島大学整形外科スポーツ外来では，発育期腰部スポーツ障害により生じる腰痛管理の目的でスポーツ用ナイト型装具を使用している[1,3〜5,7,8]．図3〜5にその変遷を示す．いずれも，背側に腰椎伸展運動を制限できるような半硬性素材で作られた板状のパッドがある．当初は徳島大学整形外科で作製した徳島大学式腰仙椎サポーター（L-S supporter）を使用していた[1,3]．

112

5．スポーツ用ナイト型装具（Knight orthosis for sports）

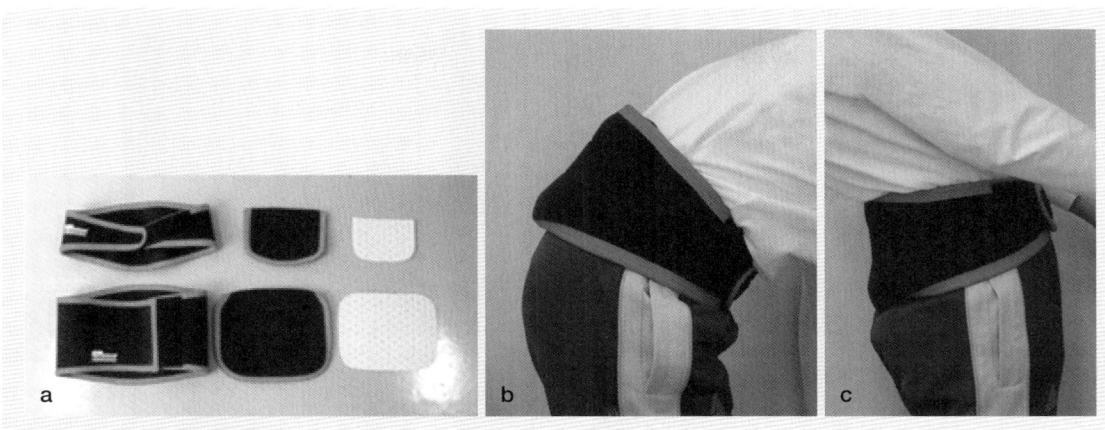

図4　リーバンド®腰仙帯
a：本体，b：屈曲，c：伸展．

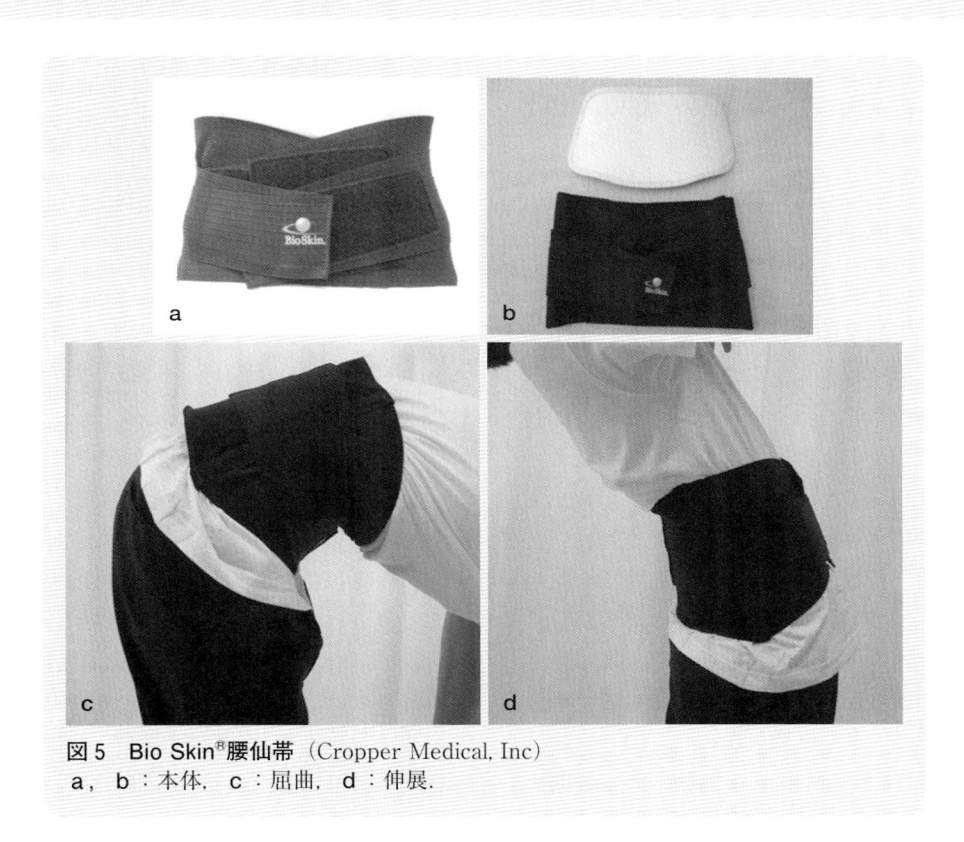

図5　Bio Skin®腰仙帯（Cropper Medical, Inc）
a，b：本体，c：屈曲，d：伸展．

1997年から，より作製が簡易であり，さらに背側パッドがより硬性なリーバンド®（REHBAND®）の使用を開始した[4,5,7]．リーバンド®には背側パッドが本体からずれやすいという欠点があるため，2006年から現在のBio Skin®（Cropper Medical, Inc）の使用を開始した．Bio Skin®では背側パッドをポケットに入れるため，リーバンド®に比べ，装着中にパッドがずれにくい．

113

第Ⅴ章　腰椎装具・腰仙椎装具

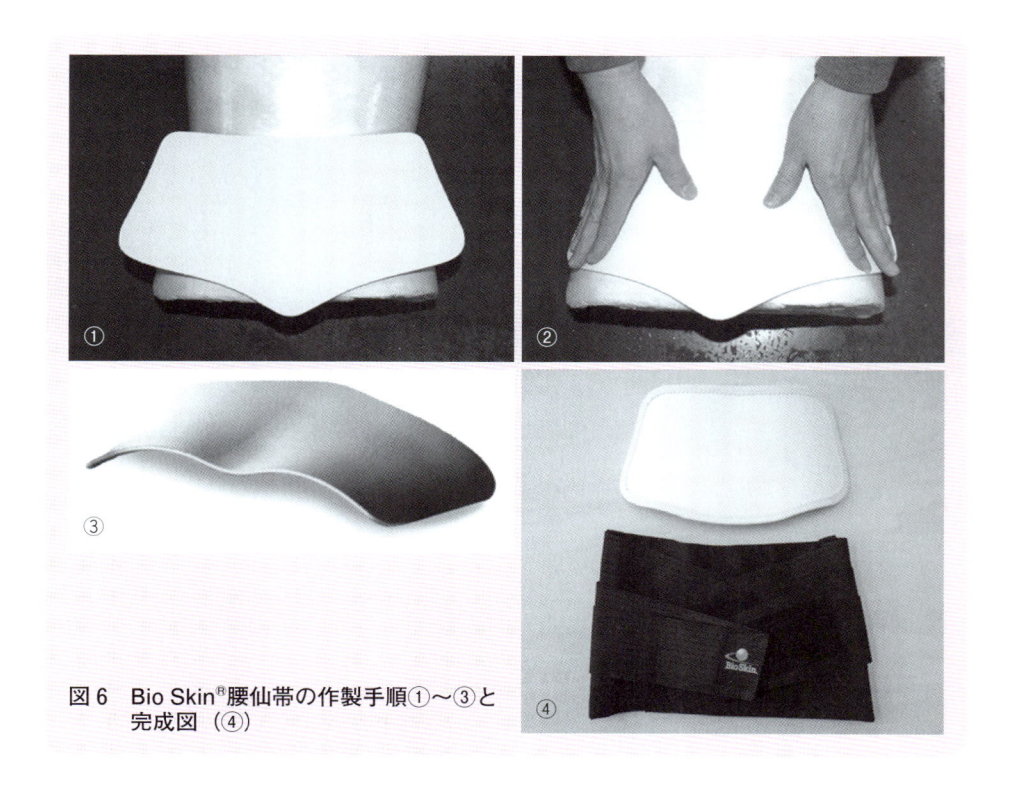

図6　Bio Skin®腰仙帯の作製手順①〜③と完成図（④）

装具作製の手順を図6に示す．体幹陽性モデルの背側に低温熱可塑性樹脂板を軟らかくした状態で塗付し，硬化させた後，背側パッドとする．通常のナイト型装具では側屈も制限させたいため，側方支柱を使用する．しかし，われわれの概念では，スポーツ用ナイト型装具は，側屈を抑える必要がないため，背側パッドで体幹側方を完全に包む必要がない．パッドは Bio Skin® の背側部分にあるポケットに挿入する．Bio Skin® は，まったく支持性がない軟らかい素材を使用しているため，伸展以外の運動方向を制限しない．

Bio Skin® の欠点は採型から装着まで1週間を要することである．筆者は採型時にワンタッチで装着可能なスポーツ用ナイト型装具をアルケア株式会社と共同開発した．2012年夏に発売が予定されている．

スポーツ用ナイト型装具の適応

1 発育期の"いわゆる腰痛症"[5,7]

発育期スポーツ選手の腰痛のほとんどが伸展時痛であり，屈曲時痛を訴えることは，椎間板ヘルニアや椎体終板障害を合併する症例を除き，ほとんどみられない．器質的疾患の見当たらない，発育期の"いわゆる腰痛症"では，腰椎伸展時痛を訴えることがほとんどである．この場合には，スポーツを中止させる必要はない．スポーツ用ナイト型装具で除痛を図り，スポーツ復帰を促す．

2 腰椎分離症[4,8]

発育期腰椎分離症の保存療法指針を図7に示す．CT上での初期腰椎分離症や，進行期でもMRI上で椎弓根に浮腫像がみられる場合は，スポーツを中止させ，硬性コルセットで骨癒合を目

5．スポーツ用ナイト型装具（Knight orthosis for sports）

図7 発育期腰椎分離症の保存療法指針

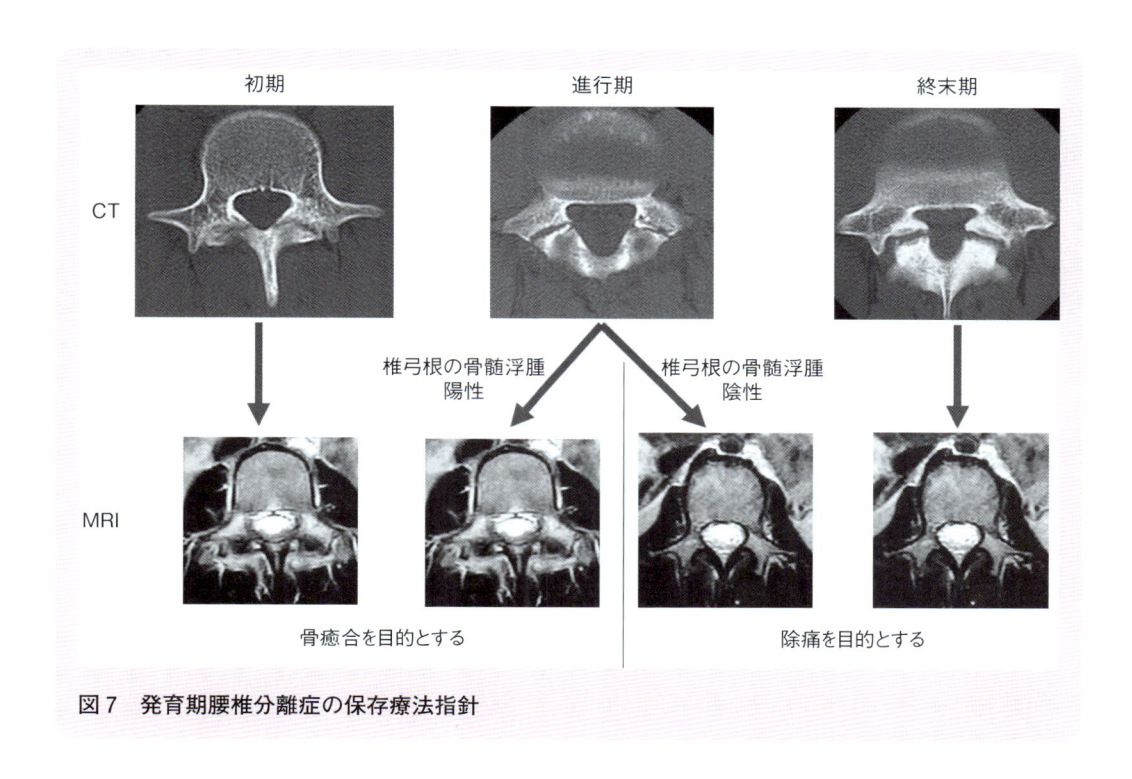

初期 / 進行期 / 終末期
CT
MRI
椎弓根の骨髄浮腫 陽性 / 椎弓根の骨髄浮腫 陰性
骨癒合を目的とする / 除痛を目的とする

図8 骨癒合目的に使用される硬性体幹装具（文献6より転載）
a：正面，b：背面．
骨癒合のために腰椎の回旋と伸展を制限する必要がある．

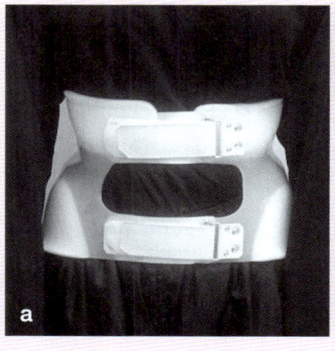

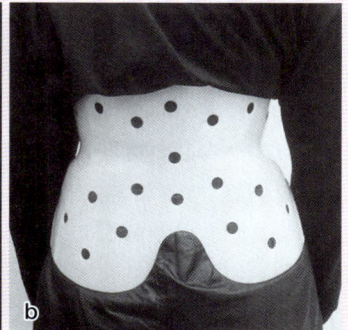

指す．偽関節の終末期である場合には，骨癒合の可能性がないため，スポーツ用ナイト型装具で除痛を図り，スポーツ復帰を促す．進行期腰椎分離症で MRI 上で椎弓根に浮腫像がみられない場合には，症例に応じ決定している．

初期・進行期腰椎分離症では，硬性体幹装具（図8）[6]にて骨癒合が完成したら，スポーツ復帰を行う．しかし，復帰後に再骨折となる症例を経験した（図9, 10）．現在，復帰後の数カ月間は，スポーツ用ナイト型装具で，パフォーマンス中の伸展動作を制限させている．

おわりに

スポーツ選手の腰痛治療で最も重要なことは，スポーツ中止が必要か否かの判断である．スポー

第Ⅴ章　腰椎装具・腰仙椎装具

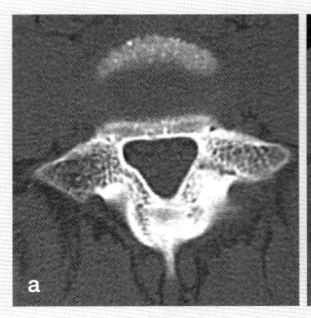

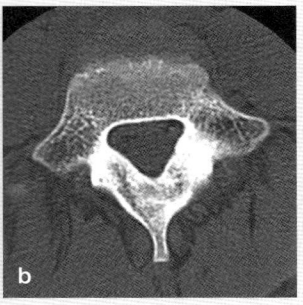

図9　再骨折症例の初回治療時のCT像の推移
（13歳，女子．バレーボール部）
a：初診時，b：6カ月後．

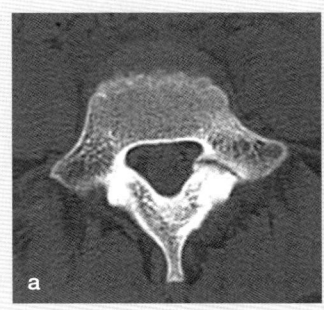

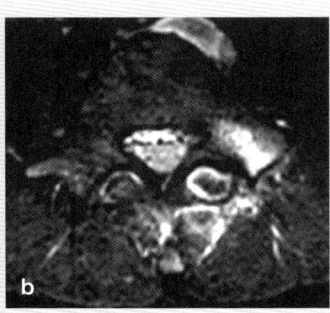

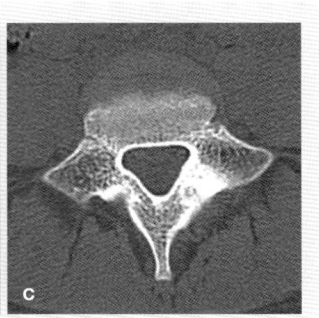

図10　再骨折症例の再骨折時の画像所見と推移（13歳，女子．バレーボール部）
a，b：症状再発時（a：CT像，b：MRI T2脂肪抑制像）．
c：6カ月後のCT像．

ツ継続可能な腰痛の場合には，装具療法が有用である．特に，発育期の場合では，伸展時の腰痛がほとんどであるため，本項で紹介したスポーツ用ナイト型装具が有用である．

文　献（太字番号は重要文献）
1) 村瀬正昭：成長期腰部障害のチェックポイント．臨床スポーツ医学　**7**：430-432，1989
2) 日本義肢協会（編）：体幹装具．装具編．義肢・装具カタログ．日本義肢協会，2009，p7
3) 小谷和男：発育期腰部スポーツ障害に対する腰仙椎装具．POアカデミージャーナル　**3**：241-245，1996
4) Sairyo K, Sakai T, Yasui N：Conservative treatment of lumbar spondylolysis in childhood and adolescence：the radiological signs which predict healing. *J Bone Joint Surg Br* **91**：206-209, 2009
5) 西良浩一：発育期腰椎分離症保存療法マニュアル．糸満盛憲，戸山芳昭（編）：私のすすめる運動器疾患保存療法実践マニュアル．全日本病院出版会，2007，pp292-301
6) 西良浩一：スポーツ選手における腰椎分離症─病態．Painful lysis and painless lysis．脊椎脊髄　**24**：853-859，2011
7) 西良浩一，加藤真介，安井夏生：発育期腰部疾患における装具療法の位置づけ．臨床スポーツ医学　**19**：1189-1194，2002
8) 西良浩一，酒井紀典：発育期分離症に対する装具療法．臨床スポーツ医学　**25**：759-765，2008
9) 武智秀夫，明石　謙：装具，第3版．医学書院，1996
10) Whitman R：The development of orthopaedic surgery. A critical estimate of the influence of three pioneers—Lewis A. Sayre, Hugh Owen Thomas, and James Knight. *J Bone Joint Surg Am* **26**：408-410, 1944

第Ⅵ章
仙腸装具

VI章 仙腸装具

骨盤ベルト (pelvic belt)

長尾卯乃　田中清和

Basics & Tips

適 応

- 仙腸関節不安定性に起因する腰痛症の保存療法
- 腰痛を呈する周産期女性の保存療法

装着開始時のポイント（注意点）

- 腰痛の原因が骨盤の不安定性，特に仙腸関節不安定性であるか？（骨盤の安定性を高めるのを主な目的とした装具である）
- 装具のサイズ・装着位置は適しているか？（装着する位置が治療効果に影響する）
- 皮膚の局所に強い圧迫がかかっていないか？（強い張力で装具を締めても仙腸関節の安定性は高まらない）

治療中の留意点

本装具（図1）の装着によって仙腸関節の動きが制動され骨盤の安定性は高まるが，装着する位置によって効果が減じるので適切な装着方法を指導する．また，骨盤底筋や大殿筋の筋力強化を図ることで仙腸関節の安定性が増すことから，適切な運動療法も指導する必要がある．

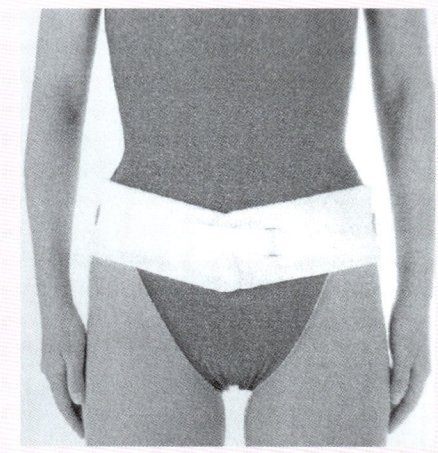

図1　骨盤ベルト〔日本義肢協会（編）：体幹装具．装具編．義肢・装具カタログ．日本義肢協会，2009，p8 より転載〕

患者への説明

本装具は仙腸関節に圧迫が加わるように，適切な位置に装着するよう説明する．運動療法を並行して行うことで治療効果が高まることを説明し，筋力強化運動を指導する．

骨盤ベルト（pelvic belt）

はじめに

　一般に，腰痛症に対する装具療法の目的は，腰椎部の安定化・運動制限，脊柱支持構造の負担軽減，脊柱の変形予防，異常姿勢の矯正などである．急性・亜急性の腰痛の原因は，主に脊柱・脊髄の機能障害であるが，これ以外にも骨盤の不安定性，とりわけ仙腸関節不安定性が原因となり得る．脊柱の機能障害に起因した腰痛に対しては，腹圧を高める効果などにより脊柱の支持性を高めて腰痛を軽減することを目的に，体幹装具がしばしば処方される[1]．仙腸関節不安定性を改善する方法としては，腹筋群などの筋力強化を目的としたエクササイズや，脊柱機能障害と同様に補装具を使用した外固定が挙げられる．この補装具のうち骨盤ベルトは，仙腸関節不安定性を軽減することで，症状の軽減効果を発揮するとされている．

構造と理論

　仙骨関節および恥骨結合の固定を目的とした，上前腸骨棘と大結節の間を取り巻く非弾力性のベルトを骨盤ベルト（pelvic belt）と呼ぶ．一般に，幅の狭いものは大転子ベルト（trochanteric belt）と呼び，腸骨の最上部に達する幅の広いものは仙腸ベルト（sacroiliac belt）と呼ぶ．これらの装具の効果は骨盤の安定性を得るのに加え，腹圧を高めて脊柱の支持力を補うことによりもたらされる．

制動効果・治療成績

　腰痛の原因には椎間板性，筋・筋膜性など，さまざまなものが考えられる．仙腸関節機能不全は腰痛の原因となり得るにもかかわらず，原因として考慮されることは少ない．

　一般に体幹の屈曲により腰痛を生じることが多いとされる．体幹の屈曲により荷重が骨盤の前方へシフトするが，これが仙骨に対する寛骨の前方回旋をもたらす．腹筋群の支持が十分でない場合には，この骨盤の前下方への回旋を抑制できずに仙腸関節の前方関節包を伸張させ，急性の疼痛が出現するという報告がある[5]．

　Conwayら[3]は，骨盤ベルトの使用では歩行時の力学的な特性に有意な変化をもたらさなかったものの，仙腸関節の動きを抑制する傾向を示したと述べている．Damenら[4]は仙腸関節不安定性を示す患者に骨盤ベルトを使用し，不安定性の抑制効果があったことを示した．Vleemingら[14]もまた，骨盤ベルトの装着により仙腸関節の動きが抑制されたと述べている．そして，骨盤ベルトによる外固定に加え，骨盤底筋や大殿筋の筋力強化運動療法の併用の重要性を強調している．

　過去には急性・亜急性の腰痛症患者の4.9%の症例で，仙腸関節機能不全を示唆する所見を認めたとの報告もなされている[9]．骨盤ベルトは簡易な装具でありながらも，腰痛の軽減が得られる．ただし，「適応」の項で後述するように，仙腸関節不安定性の評価は難しい場合も少なくない．

適　応

　仙腸関節不安定症および腰痛症を示す患者に適応がある．

　仙腸関節不安定症の原因として妊娠がある．妊娠中には骨盤前方にかかる荷重が増加し，骨盤の支持が弱まる結果として，仙腸関節で前方回旋の動きが生じ，仙腸関節機能不全が起こる．また，ホルモンの変化により仙腸関節・恥骨結合が緩み，骨盤の不安定性を生じる[5]．したがって，骨盤ベルトの処方はおのずと周産期の女性に多くなる．

　仙腸関節不安定性の診断には，仙腸関節不安定性テスト（GaenslenテストやPatrickテストなど）が行われる．このうち，Gaenslenテストは，

第Ⅵ章　仙腸装具

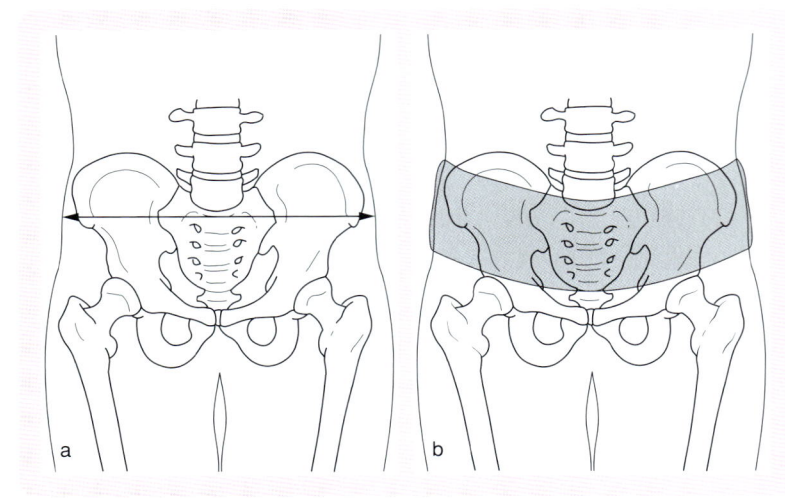

図2　骨盤ベルトのサイズの決定と装着
a：矢印の高位で骨盤周径を測定する．
b：上前腸骨棘と大転子の間に装着する．

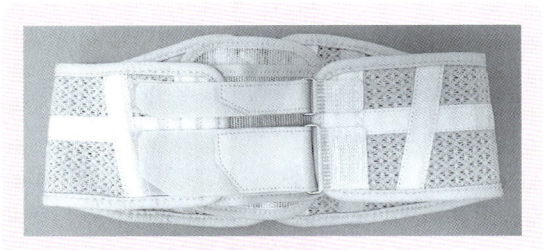

図3　骨盤ベルトの処方例

患者を仰臥位とし，仙腸関節不安定性が疑われる側の股関節を検者が他動的に伸展位で保持し，患者に対側下肢を股関節・膝関節屈曲位で両手に抱え込ませるテストで，仙腸関節に疼痛が生じれば陽性とする[13]．Patrick テストは股関節疾患の診断の際に広く行われているテストである．患者を仰臥位とし，仙腸関節不安定性が疑われる側の下肢を膝関節屈曲位，股関節屈曲・外転・外旋位として足部を対側膝部の上に乗せ，検者が股関節の屈曲・外転・外旋を強制する．仙腸関節に疼痛が誘発される場合を陽性とする．しかし，これらのテストには股関節も影響を与えるため，純粋に仙腸関節のみの評価を行っているわけではなく，仙腸関節不安定性の診断の難しさがある．

注意点・留意点

1 採型・処方時

骨盤ベルトは既製品を利用することが多いとされる．サイズは装着する位置に基づき，大転子を通る骨盤周径をもとに決定する（**図2**）．既製の骨盤ベルトを**図1**[10]，および実際の処方例を**図3**に示す．骨盤ベルトは非伸縮性のメッシュ生地でできた本体と1本あるいは2本の固定用ベルトからなり，これらのベルトを前面で締めて装着する．

2 装着開始時

上前腸骨棘のすぐ遠位から大転子のすぐ近位という位置に装着することが重要である．過去の報告によれば，骨盤ベルトの効果に最も影響を与える要因は，装着位置であるとされている[4,7]．骨盤ベルトによる前方からの圧迫は腹横筋の機能を，後方からの圧迫は多裂筋の機能を模している．Damenら[4]はベルト装着の際の張力の程度による仙腸関節の安定性の差をDoppler検査で調べ，張力の差による仙腸関節の緩みの改善に差はないことを示した．このことから，強い張力をかけてベルトを装着することは，必ずしもよりよい固定

効果があるとは限らない．

歴史

腰痛の原因としての仙腸関節機能不全については，古くは1905年にGoldthwaiteら[6]によって指摘されている．1958年にSands[12]は妊娠や出産を機に骨盤帯の痛みや腰痛が生じることを報告した．1988年にBergら[2]，1994年にÖstgaardら[11]，1996年にMensら[8]は，妊娠に関連した腰痛に対して骨盤ベルトを用いることにより痛みが軽減したと報告し，その有用性を示している．

まとめ

以上，骨盤ベルトに関して概説した．腰痛症の原因診断においては仙腸関節機能不全の可能性を検討し，身体所見などから機能不全が疑われる患者に対しては，適切なエクササイズの指導とともに骨盤ベルトを試みることを勧めたい．

文献（太字番号は重要文献）

1) Basile VJ, Goldstein DF：The variable lumbar orthosis：fabrication and guidelines for use. *J Orthop Sports Phys Ther* **3**：206-208, 1982
2) Berg G, Hammar M, Möller-Nielsen J, et al：Low back pain during pregnancy. *Obstet Gynecol* **71**：71-75, 1988
3) Conway PJ, Herzog W：Changes in walking mechanics associated with wearing an intertrochanteric support belt. *J Manipulative Physiol Ther* **14**：185-188, 1991
4) Damen L, Spoor CW, Snijders CJ, et al：Does a pelvic belt influence sacroiliac joint laxity? *Clin Biomech (Bristol, Avon)* **17**：495-498, 2002
5) DonTigny RL：Function and pathomechanics of the sacroiliac joint. A review. *Phys Ther* **65**：35-44, 1985
6) Goldthwaite JE, Osgood RB：A consideration of the pelvic articulations from an anatomical, pathological, and clinical standpoint. *Boston Med Surg J* **152**：593-601, 1905
7) Mens JM, Damen L, Snijders CJ, et al：The mechanical effect of a pelvic belt in patients with pregnancy-related pelvic pain. *Clin Biomech (Bristol, Avon)* **21**：122-127, 2006
8) Mens JM, Vleeming A, Stoeckart R, et al：Understanding peripartum pelvic pain. Implications of a patient survey. *Spine (Phila Pa 1976)* **21**：1363-1370, 1996
9) Monticone M, Barbarino A, Testi C, et al：Symptomatic efficacy of stabilizing treatment versus laser therapy for sub-acute low back pain with positive tests for sacroiliac dysfunction：a randomised clinical controlled trial with 1 year follow-up. *Eura Medicophys* **40**：263-268, 2004
10) 日本義肢協会（編）：体幹装具．装具編．義肢・装具カタログ．日本義肢協会，2009, p8
11) Östgaard HC, Zetherström G, Roos-Hansson E, et al：Reduction of back and posterior pelvic pain in pregnancy. *Spine (Phila Pa 1976)* **19**：894-900, 1994
12) Sands RX：Backache of pregnancy：a method of treatment. *Obstet Gynecol* **12**：670-676, 1958
13) 鈴木貞興：脊柱．山嵜　勉（編）：整形外科理学療法の理論と技術．メジカルビュー社，1997, pp154-155
14) Vleeming A, Buyruk HM, Stoeckart R：An integrated therapy for peripartum pelvic instability：a study of the biomechanical effects of pelvic belts. *Am J Obstet Gynecol* **166**：1243-1247, 1992

欧文索引

太字：主要ページ

数字
3点支持（固定）　3, **5**, 54, 70, 80, 94, 101, 107
4点支持　**5**, 41
4本支柱型装具　17, 18, 22, **23**

A
AIMS (arthritis impact measurement scale) 改変アンケート　36
anterior atlantoaxial subluxation (AAS)　34
atlantodental interval (ADI)　35
axillary sling　47

B
Bio Skin®　113
body cast　79
Boston brace　45, **61**, 69

C
C2 骨折　18
C3 骨折　18
CAD/CAM システム (computer-aided design, manufacturing system)　88
capillary closing pressure (CCP)　20
cervical collar　10
Cervical Frame Collar　25-29
cervical orthosis　13, **17**
cervicothoracic orthosis　**17**, 23, 25-27, 30
cervicothoracolumbosacral orthosis (CTLSO)　54
chair back orthosis　111
Cobb 角　45, 49, 55, 59, 61, 63, 64, 77
compliance　33, 34, 36
corrective orthosis　45
costal margin pad　47
coupling 効果　62

D
Damen　89
Damen-Jewett soft corset　79
dynamic orthosis　109

F
flexion brace　97
　──，軟性　100
four-pad vest　41
four-poster orthosis　17, 22, **23**
frame corset　68
frame type orthosis　92

G
Gaenslen テスト　119
Guilford orthosis　**23**, 27

H
halo-brace　39
halo-cast　39
halo vest　14, 24-28, 30, **38**
halo-vest orthosis　39
hard collar　**10**, 30
head cervical orthosis (HCO)　23, 27, 28
head cervical thoracic orthosis (HCTO)　23, 27, 28
Headmaster Collar　34
high thoracic pad　54
hump　62, 64

J
Jefferson 骨折　22, 27, 28
Jewett orthosis　69, **80**
Jewett soft corset　79
JOA スコア　81
juvenile kyphosis　44, 49

K
Knight orthosis　**103**, 110
Knight orthosis for sports　110
Knight-Taylor orthosis　109
Knight 型屈伸・側屈制御腰仙椎装具　104
Knight 型腰仙椎装具　104
KS カラー　33

L
Lehrman-Minerva cervical orthosis　18
Lipscomb orthosis　108
lordosis brace　101
L-S supporter　112
lumbar orthosis　104
lumbar pad　47
lumbosacral corset　87
lumbosacral extension and lateral control orthosis, Williams type　92
lumbosacral flexion-extension and lateral control orthosis, Knight type　92, **104**
lumbosacral flexion-extension control orthosis, chair back type　92, **104**
lumbosacral orthosis (LSO)　69, 70, **87**, 104

M
Marfan 症候群　49
McCausland orthosis　108
meralgia paresthetica　103
Miami J® Collar　17
Milwaukee brace　**44**, 54, 61, 69
Minerva brace　24
minimal instability injury　27
molded type orthosis　92
molded type TLSO　69

N
Nebraska collar　18
neck ring　47
Newport collar　18

O
occipital pad　47
OMC brace（Osaka Medical College brace）　49, **53**
optoelectronic motion measurement system　26
orthosis for scoliosis　54
osteoporotic vertebral fracture（OVF）　70
oval pad　47

P
Patrick テスト　119
pectoral pad　47
pelvic belt　118
pelvic girdle　46
Philadelphia Cervical Collar®　16
Philadelphia collar　13, 23, 25–28, 34
poster　22
Posture Training Support　76

R
RA　33, 34
REHABAND®　113
rigid spinal orthosis　69, **92**, 104
Risser 徴候　49, 58, 64

S
sacroiliac belt　119
sacroiliac orthosis（SIO）　104
Scheuermann 病　44, 49
semi-rigid type orthosis　92
short form 36（SF-36®）　88
shoulder ring　47
soft collar　**10**, 17, 25, 34
soft orthosis　79
S.O.M.I.®　31
SOMI orthosis（sternal occiput mandibular immobilization orthosis）　13, 17, 22, **23**
Spinomed®　76
Steindler type TLSO　69
Stifneck® Collar　17
subaxial subluxation　34

T
Taylor orthosis　69, **104**
Thomas collar　13, 30

thoracic curve　54
thoracic L pad　47
thoracolumbar curve　54
thoracolumbosacral flexion-extension and lateral control orthosis　109
thoracolumbosacral orthosis（TLSO）　54, 62, 69, 70, 104
throat mold　47
trapezius pad　47
trochanteric belt　119

U
underarm brace　45, 54, 61, 63, 64
upright bar　54
uprights　46

V
vertical subluxation（VS）　34
visual analog scale（VAS）　100

W
weighted kypho-orthosis　76
Wilcox orthosis　108
Williams orthosis　70, 107, **109**

Y
Yale orthosis　28

和文索引

太字：主要ページ

あ
亜急性腰痛　119
圧力　2
アドフィットUDカラー　22, **25**
アドフィットUDブレイス　22, **24**
アンダーアーム装具　45, 54, 61

い
イェール型装具　27
いわゆるナイト型装具　**107**, 110
いわゆる腰痛症　114

う
ウイリアムス型装具　70, 92, **109**
ウィルコックス型装具　108
運動療法　76, 118

え
腋窩スリング　47

お
応力　3
大阪医大式装具　47, **53**
オルソカラー®　20

か
下位胸椎カーブ　47
回旋変形　54, 62
外側大腿皮神経障害　50
下顎歯芽の変形　50
顎関節障害　50
鹿児島赤十字頸椎カラー　33
下肢緊張徴候　97, 99
下肢しびれ　100
下肢痛　88, 100
肩リング　45, **47**
下方視の制限　23
カラーキーパー　10, 11
感覚異常性大腿痛　103, 107
間欠跛行　97, 99

き
環軸椎亜脱臼　28, 34
環軸椎固定術　22, 27
関節リウマチ　33, 34, 38
環椎骨折　28

偽関節　70, 88, 110, 115
気脳症　40
機能的装具　92, 109
ギプス　41, 79, 88, 94
逆流性食道炎　69
急性頸部痛　16
急性腰痛　119
胸郭帯　104
矯正モーメント　5
矯正用装具　45
胸椎Lパッド　47
胸椎カーブ　47, 49, 54
胸椎後弯の減少　62
胸椎装具　67
胸椎パッド　44, 45, 49, 53
　──，高位　54, 57, 59
胸腰仙椎装具　54, 62, **67**, 69
　──，硬性　**69**, 70
　──，スタインドラー型　69
　──，モールド式　69
胸腰椎圧迫骨折　74, 80, 82
胸腰椎移行部圧迫骨折　79
胸腰椎移行部手術の後療法　79
胸腰椎移行部変性疾患　79
胸腰椎カーブ　47, 49, 54
胸腰椎装具　76, 92, 106
杏林大式フレームコルセット　68, 69
ギルフォード型装具　23
金属枠型腰椎硬性装具　92

く
屈曲時痛　114
屈曲損傷　28

け
経過観察　61, 63
頸胸椎装具　9, 17, 18, 23, 26, 30, 31
　──，支柱付き　22, 23, 27
　──，頭部・　23
頸胸腰仙椎装具　54
頸筋麻痺　41
頸髄症　28
頸椎亜脱臼　33
頸椎圧迫病変　31
頸椎アライメント　19, 22, 28-30
頸椎外傷　27, 28, 31
頸椎カラー　10, 20, 33, 34, 41
頸椎後縦靭帯骨化症　10, 14
頸椎後方固定術　10, 14, 22, 27
頸椎骨折　16, 22, 28
頸椎手術の後療法　10, 16, 27, 31, 33
頸椎症　10, 14, 16
頸椎前方固定術　10, 14, 22, 27
頸椎装具
　　9, 13, 17, 23, 26, 28, 30, 31, 39, 41
　──，支柱付き　22, 23
　──，頭部・　23
　──，レールマン・ミネルバ　18
頸椎損傷　39, 41
頸椎椎間板ヘルニア　10, 14, 16
頸椎椎弓形成術　10, 14, 27
頸椎椎弓切除術　10, 14
頸椎捻挫　10, 14
頸椎部化膿性脊椎炎　16
頸椎変性疾患　10, 14
頸部脊柱管拡大術　19
頸部痛　14, 34
結核　104
牽引　6, 41, 61

こ
高位胸椎パッド　54, 57, 59
咬合不全　50
硬性カラー　16

125

硬性胸腰仙椎装具　69, 70
硬性コルセット　75, 92, 114
硬性装具　17, 18, 23, 24, 39, 80, 86, 87, 92, 95, 103, 104
　──，支柱付き　92
硬性体幹装具　69, 92, 95, 104, 115
後側方固定術　88
後頭・頸椎固定術　22, 27
後頭パッド　47
後方支柱　23, 28, 29, 45, 46, 47, 48, 69, 104, 107, 111
後方支柱付き腰椎装具　106
後療法
　──，胸腰椎移行部手術の　79
　──，頸椎手術の
　　　10, 16, 27, 31, 33
　──，脊椎手術の　68, 70
　──，腰椎固定術の　91
　──，腰椎手術の　86, 88, 103, 107
後弯角　77
後弯進行　49, 70
後弯変形　19, 70, 74, 75
股関節伸展訓練　62
腰曲がり　72, 75
骨粗鬆症　73-75
骨粗鬆症性椎体骨折　68, 70
骨盤帯　45, 46, 49, 50, 54, 56, 59, 68, 69, 104, 111
骨盤底筋　118
骨盤の不安定性　118, 119
骨盤ベルト　118
骨盤モールド　62
骨盤を利用した矯正　5
コルセット　69, 87-89, 95, 104
　──，硬性　75, 92, 114
　──，ジュエット型軟性　79
　──，ダーメン
　　　75, 79, 80, 82, 86, 94, 95, 98, 100, 107
　──，ダーメン-ジュエット型軟性
　　　79
　──，軟性　68, 70, 80, 87, 111
コンプライアンス　33, 50, 68, 107

さ
再骨折　115
サービカルフレームカラー　26

し
軸椎下亜脱臼　34
軸椎歯突起骨折　41
軸椎椎弓骨折　28
思春期特発性側弯症
　　53, 55, 61, 63, 64
姿勢　73
支柱　22, 46, 54, 59, 111
　──，後方　23, 28, 29, 45, 46, 47, 48, 69, 104, 107, 111
　──，前方　23, 24, 28, 29, 34, 36, 45, 46, 47
　──，側方
　　　69, 104, 106, 108, 111, 114
支柱装具　22, 26, 28
支柱付き頸胸椎装具　22, 23, 27
支柱付き頸椎装具　22, 23
支柱付き硬性装具　92
支柱付きモールド型腰椎硬性装具
　　93
支柱付き腰椎硬性装具　91
支柱付き腰椎半硬性装具　93
歯突起骨折　18, 28, 41
若年性脊柱後弯症　44, 49
重錘　72-74
重錘負荷による脊柱後弯装具　76
重力による矯正　6
ジュエット型装具　69, 70, 80
ジュエット型軟性コルセット　79
主弯曲　53, 55, 56, 61
上位胸椎カーブ　47, 54
症候群性側弯症　44, 49
初期矯正率　54
褥瘡　13, 16, 20, 23, 29, 40, 50, 59, 107
進行性側弯症　61, 64
伸展位保持テスト　99
伸展時痛　114
伸展損傷　28
心肺機能不全　41

す
垂直性亜脱臼　34
スイベル　23
頭蓋骨骨折　38, 40
頭蓋内膿瘍　19
頭蓋ピン　19, 38, 40

スタインドラー型胸腰仙椎装具　69
スティフネックカラー　17, 18
ストッキネット　11, 55
スポーツ用ナイト型装具　110

せ
脊柱管狭窄［症］　28, 70, 79
　──，腰部
　　　70, 86, 88, 92, 97, 98, 99, 101
［脊柱］側弯［症］
　　6, 47, 54, 70, 94, 104
脊柱の可撓性　53, 55
脊椎圧迫骨折　75, 107
脊椎カリエス　69
脊椎骨折　69
脊椎固定術　94, 95
脊椎手術の後療法　68, 70
脊椎すべり症　103, 107
脊椎装具　104
脊椎変性疾患　28, 68, 70
石膏ギプス　94
前屈ブレイス　93
全頸椎固定術　41
剪断応力　4
剪断力　4
仙腸関節機能不全　119, 121
仙腸関節不安定性　119
仙腸ベルト　119
仙椎装具　117
先天性側弯症　44, 49
前方環軸椎亜脱臼　34
前方支柱
　　23, 24, 28, 29, 34, 36, 45, 46, 47
前方すべり　99

そ
装具脱　58
装具内体操　45, 49
側方支柱　69, 104, 106, 108, 111, 114

側弯［症］　6, 47, 54, 70, 94, 104
　——，思春期特発性
　　53, 55, 61, 63, 64
　——，症候群性　44, 49
　——，進行性　61, 64
　——，先天性　44, 49
　——，特発性　44, 45, 49, 62
　——，麻痺性　44, 49
側弯症装具　**43**, 54
ソフトカラー　10, 12-14, 34-36
ソーミー装具　13, 17, 18, 21, 22, **23**

た
体幹ギプス　41, 79
体幹筋力訓練　62
体幹装具　2, 39, 69, 70, 77, 82, 92, 95, 104, 110, 119
　——，硬性　69, **92**, 95, 104, 115
　——，リュックサック型　72
大胸筋拘縮　47
大殿筋　118
大転子ベルト　119
楕円形パッド　47
立ち直り反射　53, 54
ダーメン　89
ダーメンコルセット
　75, 79, 80, 82, **86**, 94, 95, 98, 100, 107
ダーメン-ジュエット型軟性コルセット　79
ターンバックル　20, 23, 30, 33, 34

ち
チェアバック型装具　92, **104**, 107
チェアバック型腰仙椎装具
　104, 111
力の分散　2
力のモーメント　2
頂椎　53, 55, 61, 62

つ
椎間板ヘルニア　79, 114
　——，頸椎　10, 14, 16
　——，腰椎　70, 86, 94, 107
椎弓骨折　22, 27, 28
椎体圧迫骨折　75
椎体終板障害　114

椎体の楔状率　81

て
テイラー型装具　69, **104**
てこの原理　2

と
等尺性運動　89
動的矯正　62
動的装具　92
頭部・頸胸椎装具　23
頭部・頸椎装具　23
徳島大学式腰仙椎サポーター　112
特発性側弯症　44, 45, 49, 62
トータルコンタクト装具　62
トーマスカラー　13
トリミングライン　88, 94
ドルフ®　10-12
ドロップアウト率　50

な
ナイト型装具　92, **103**, 110
　——，いわゆる　107
　——，スポーツ用　110
　——，背側に支柱を用いない　112
ナイト・テイラー型装具　109
軟性 flexion brace　100
軟性カラー　16-18
軟性コルセット　68, 70, 80, **87**, 111
　——，ジュエット型　79
　——，ダーメン-ジュエット型　79
軟性装具　17, 79, 87, 95, 104
軟性腰仙椎装具　86

に
日本整形外科学会腰痛疾患治療成績判定基準　81
ニューポートカラー　18, 20
妊娠　119

ね
ネックリング　44-46, **47**, 54
ネブラスカカラー　18

の
脳膿瘍　40
のどパッド　47

は
肺炎　41
廃用性筋萎縮　62
発育期スポーツ選手の腰痛　114
ハードカラー　10, 11, 13, 14
ハローギプス　39
ハロークラウン®　41
ハロー装具　39, 41
ハローベスト　13, 18, 21, 24, 26, **38**
ハローリング　38-41
半硬性装具
　17, 18, 87, 92, 103, 104, 111
　——，腰椎　92, 93, 95

ひ
肥満　79

ふ
不安定頸椎　13
不安定性腰椎　99
フィラデルフィアカラー
　13, 20, 23, 34-36
フィラデルフィア頸椎カラー　16
腹圧　86, **87**, 88, 103, 107, 119
腹帯　79-82, 106
腹筋運動訓練　98
フットボール理論　87
フレクションブレイス　93, **97**
　——，軟性　100
フレームコルセット　68
　——，杏林大式　68, 69

へ
ヘッドマスターカラー　34
変形性脊椎症　103, 107
変形性腰椎症　94
変性すべり症　68

ほ
膀胱直腸障害　97, 99
歩行　74, 75, 82, 88
ボストンブレイス　45, **61**, 69

骨の成長終了　49, 64
ポリオ　41
ポリネック®カラー　10

ま
マイアミJカラー　17, 18, 20
曲げ応力　3
マッカウスランド型装具　108
マックスベルト　89
麻痺性側弯症　44, 49

み
ミネルバブレイス　24
ミルウォーキーブレイス
　44, 54, 61, 69

も
モールド型腰椎硬性装具　92, 93, 94
モールド式胸腰椎装具　69
モールド装具　69

ゆ
癒合不全　41

よ
腰仙椎装具　69, 73, 75, 85, 87, 104
　――，Knight型屈伸・側屈制御
　　104
　――，チェアバック型　104, 111
　――，軟性　86
腰椎圧迫骨折　91, 103

腰椎カーブ　47
腰椎硬性装具　92, 94
　――，金属枠型　92
　――，支柱付き　91
　――，モールド型　92, 94
腰椎後方手術　94
腰椎固定術の後療法　91
腰椎手術の後療法　86, 88, 103, 107
腰椎症　91
腰椎前方固定術　94
腰椎前方すべり　97
腰椎前弯角　77
腰椎前弯の減少
　62, 100, 101, 103, 107
腰椎装具　85, 104
腰椎椎間関節症　103, 107
腰椎椎間板ヘルニア　70, 86, 94, 107
腰椎パッド　45, 47, 62
腰椎半硬性装具　92, 93, 95
腰椎不安定性　94, 103, 104
腰椎分離症　86, 103, 107, 110, 114
腰椎分離すべり症　86
腰椎変性疾患　79, 86, 88, 91
腰椎変性すべり［症］　86, 94

腰痛　68, 73, 75, 79, 82, 93, 100, 121
　――を呈する周産期女性　118
　――，亜急性　119
　――，急性　119
　――，発育期スポーツ選手の
　　114
腰痛症　86, 88, 94, 110, 119
　――，いわゆる　114
　――，仙腸関節不安定性に起因する
　　118
腰痛体操　89, 97, 99
腰背部重苦感　72
腰背部痛　72
腰部脊柱管狭窄症
　70, 86, 88, 92, 97, 98, 99, 101
腰部変性後弯症　72, 74, 75

り
立位姿勢　73
リーバンド®　113
リプスコム型装具　108
リュックサック型体幹装具　72

れ
レバーアーム　6
レールマン・ミネルバ頚椎装具　18

わ
弯曲改善率　54

臨床力 up！Refresher Course 2
脊椎装具に強くなる！Basics & Tips

発　　行	2012 年 5 月 20 日　　第 1 版第 1 刷Ⓒ
編　　集	米延策雄　菊地臣一
発行者	青山　智
発行所	株式会社 三輪書店
	〒 113-0033　東京都文京区本郷 6-17-9　　本郷綱ビル
	☎ 03-3816-7796　　FAX 03-3816-7756
	http://www.miwapubl.com/
装　　丁	株式会社 アーリーバード
印刷所	三報社印刷 株式会社

本書の内容の無断複写・複製・転載は，著作権・出版権の侵害となることがありますのでご注意ください．

ISBN 978-4-89590-406-3　C 3047

JCOPY　＜(社)出版者著作権管理機構　委託出版物＞

本書の無断複写は著作権法上での例外を除き禁じられています．複写される場合は，そのつど事前に，(社)出版者著作権管理機構（電話 03-3513-6969，FAX 03-3513-6979, e-mail: info@jcopy.or.jp）の許諾を得てください．